für Victoria und Joshua

Anne-Mireille Flöß

Vademecum zur Achtsamkeit

Achtsamkeitsreisen mit einer
kleinen Philosophie der Achtsamkeit
von Dr. Dimitri Paskoski

© tao.de in J. Kamphausen Verlag und Distribution GmbH, Bielefeld
1. Auflage (2013)
Autorin: Anne-Mireille Flöß, Co-Autor: Dr. Dimitri Paskoski
Umschlaggestaltung, Buchsatz: Uwe Müller Grafikdesign
Umschlagfoto und Fotografien der Achtsamkeitsreisen: Michael Flöß
Autorenfotografie Umschlagrückseite: Inka Reiter
Printed in Germany
Verlag: tao.de in J. Kamphausen Verlag und Distribution GmbH, Bielefeld,
www.tao.de, eMail: info@tao.de
Bibliografische Information der Deutschen Nationalbibliothek:
Die Deutsche Nationalbibliothek verzeichnet diese Publikation
in der Deutschen Nationalbibliografie; detaillierte bibliografische
Daten sind im Internet über http://dnb.d-nb.de abrufbar.
ISBN: 978-3-95529-162-4
Das Werk, einschließlich seiner Teile, ist urheberrechtlich geschützt.
Jede Verwertung ist ohne Zustimmung des Verlages unzulässig.
Dies gilt insbesondere für die elektronische oder sonstige Vervielfältigung,
Übersetzung, Verbreitung und sonstige Veröffentlichungen.

Inhalt

Vorwort ... Seite 7

Kapitel 1

Achtsamkeitsreisen

von Anne-Mireille Flöß, Seite 11

Kostenz . 13, Muschel . 17, Das neue Jahr . 20, Urvertrauen . 23, Luftballons . 27, Bauchgefühl . 30, Spuren . 33, Wellengeplauder . 36, Päckchen . 39, Inselglück . 43, Auf Reisen . 47, Innen . 50, Innerer Garten I . 53, Innerer Garten II . 59, Gewitter . 63, Nebel . 67, Herbstkind . 70, Kapelle . 73, Winterzauber . 77, Advent . 81, Poesie des Herzens . 85, Weihnachtsbaum . 89

Kapitel 2

Kleine Philosophie der Achtsamkeit

von Dr. Dimitri Paskoski, Seite 93

Literatur/Endnoten ... Seite 116

*„Glück ist Liebe im Leben
im Leben in Liebe"*

Anne-Mireille Flöß

Vorwort

Vielleicht haben Sie das Buch gesucht, das Sie nun in den Händen halten, vielleicht hat das Buch Sie gefunden. Es ist ein **Vademecum** (lat. *geh mit mir*), eine Einladung zu lyrisch und in bilderreichen Worten verfassten Spaziergängen, Betrachtungen und Meditationen. Zweiundzwanzig **Achtsamkeitsreisen** wecken Erinnerungen, sprechen Wünsche an, beschreiben Erfahrungen, durchdenken gleichnishaft Lebenssituationen und wecken dabei Emotionen, die uns ermuntern zu verweilen. Die Achtsamkeitsreisen sind inspiriert und geleitet von einer **Kleinen Philosophie der Achtsamkeit** und möchten dazu anregen, durchdachter, umsichtiger, freundlicher, friedlicher und lebensbejahender mit unserer Erfahrungsvielfalt umzugehen, die so vielen meiner Mitmenschen wie mir selbst in nahezu identischer Weise widerfährt.

Es sind bewusst in den Achtsamkeitsreisen auch Bilder gewählt, die sentimental und profan anmuten können, in unseren Gedächtnissen jedoch als Flucht- oder Sehnsuchtsorte verankert sind und eine wichtige psycho-hygienische Funktion haben. Andere Bilder ließen sich „archetypisch" nennen, da sie Grundfragen und Grundmuster des Seins symbolisch fassen. Die einen wie die anderen sollen hier zur achtsamen Reflexion führen.

Der Hauptzug meiner Achtsamkeitsreisen dürfte sein, dass sie mit der Kraft klangvoller Sprache und suggestiver Bilder in ebenso bedeutsame wie vertraute Geisteszustände und emotionale Stimmungen versetzen. In Erfahrungsformen, die häufig mit gewichtigen Lebensfragen einhergehen und uns einladen, diese mit ästhetisch-empfindsamer Beobachtung und mit körpernahem Lebensgefühl geschützt und distanziert zu betrachten, um sie achtsam mit unserem Lebensweg in Einklang zu bringen.

In meiner therapeutischen und entspannungspädagogischen Arbeit konnte ich beobachten, wie entspanntes Wohlbefinden, bewusstere Selbstwahrnehmung und reflektierte Lebensnähe herbeigeführt werden können, indem durch sprachlichen Wortklang und durch Vorstellungsbilder entsprechende Geisteszustände und Körperwahrnehmung angesprochen und angeregt werden. Aus einzelnen Wortbildern, Assoziationen, Metaphern und Allegorien entstanden allmählich gedichtartige **Achtsamkeits-Reisen,** die in Kursen wie bei spontanem Lesepublikum auf Interesse stießen und hier nun einem breiteren Publikum vorgestellt werden.

Eine **Kleine Philosophie der Achtsamkeit** – zusammengestellt von meinem Mann des Herzens – listet auf und erläutert im Anschluss an die Reisen einige wichtige Begriffe und Themen des Achtsamkeitskonzepts. So können sich diejenigen Leser, die das Achtsamkeitskonzept interessiert, vertiefter informieren. Und Leser, die in ihrer Praxis mit den Reisen und der Philosophie arbeiten wollen, erhalten hier Ideen, wie sie diese aufeinander beziehen können.

Anne-Mireille Flöß

Kapitel I

Anne-Mireille Flöß

Achtsamkeitsreisen

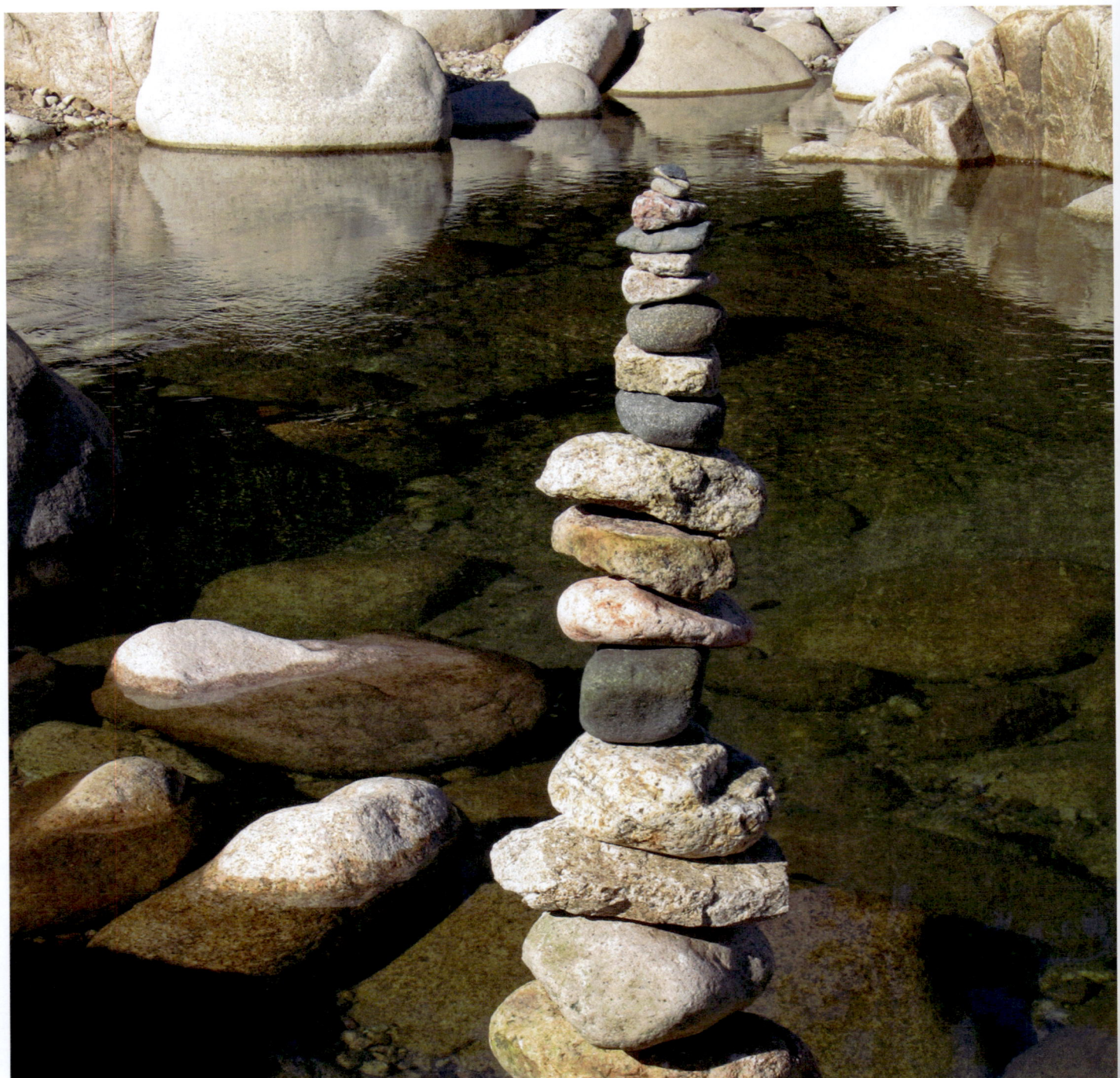

Kostenz

„... *Du spürst: alles hat seinen Sinn* ..."

Du bist auf einem Waldweg, einem erdigen Pfad,
auf dem kleine und große Steine liegen.

Dein Schritt ist gemächlich,
grün umhüllen dich Fichten und Tannen.
Du atmest tief ein – den ganzen Wald –
schmeckst den süßen Duft des Harzes.
In jeden Schritt legst du all deine Gedanken,
deine volle Aufmerksamkeit.

Du bist ganz bei dir.

Achtsam setzt du deine Ferse auf, fühlst deine
Fußsohle abrollen, spürst deinen Fuß schwebend
in den kommenden Schritt gehen.

Wo setzt du deine Ferse wieder auf?

Auf einen großen Stein?
Über einen Kleinen drüber?
Auf mehrere Kleine?
In die Lücken auf erdigem Boden?

Wie gehst du um – mit Steinen, mit Hindernissen?

In aller Achtsamkeit setzt du Fuß vor Fuß,
gehst Schritt für Schritt …

Vor einem breiten Wildbach bleibst du stehen.
Der Weg führt am anderen Ufer weiter,
es gilt den Bach vor dir zu überwinden.

Du hältst einen Moment inne, nimmst mit beiden
Händen einen Stein, und legst ihn ins Wasser.

Nimmst dann Stein für Stein, über die
und auf denen du gegangen bist.

Große Steine, kleine Steine, leichte Steine und
schwere, du fühlst sie – in deinen Händen.

Einen nach dem anderen legst du sie ins Wasser,
bis eine Brücke entstanden ist, die dich
über das Wasser trägt, dich anknüpfen lässt,
weiter gehen lässt auf deinem Weg.

Dein Gehen, deine Schritte sind
achtsamer, bewusster sind sie.

Du spürst: Alles hat seinen Sinn.

Brücken entstehen aus hinderlichen Steinen,
und lassen dich deinen Weg fortsetzen …

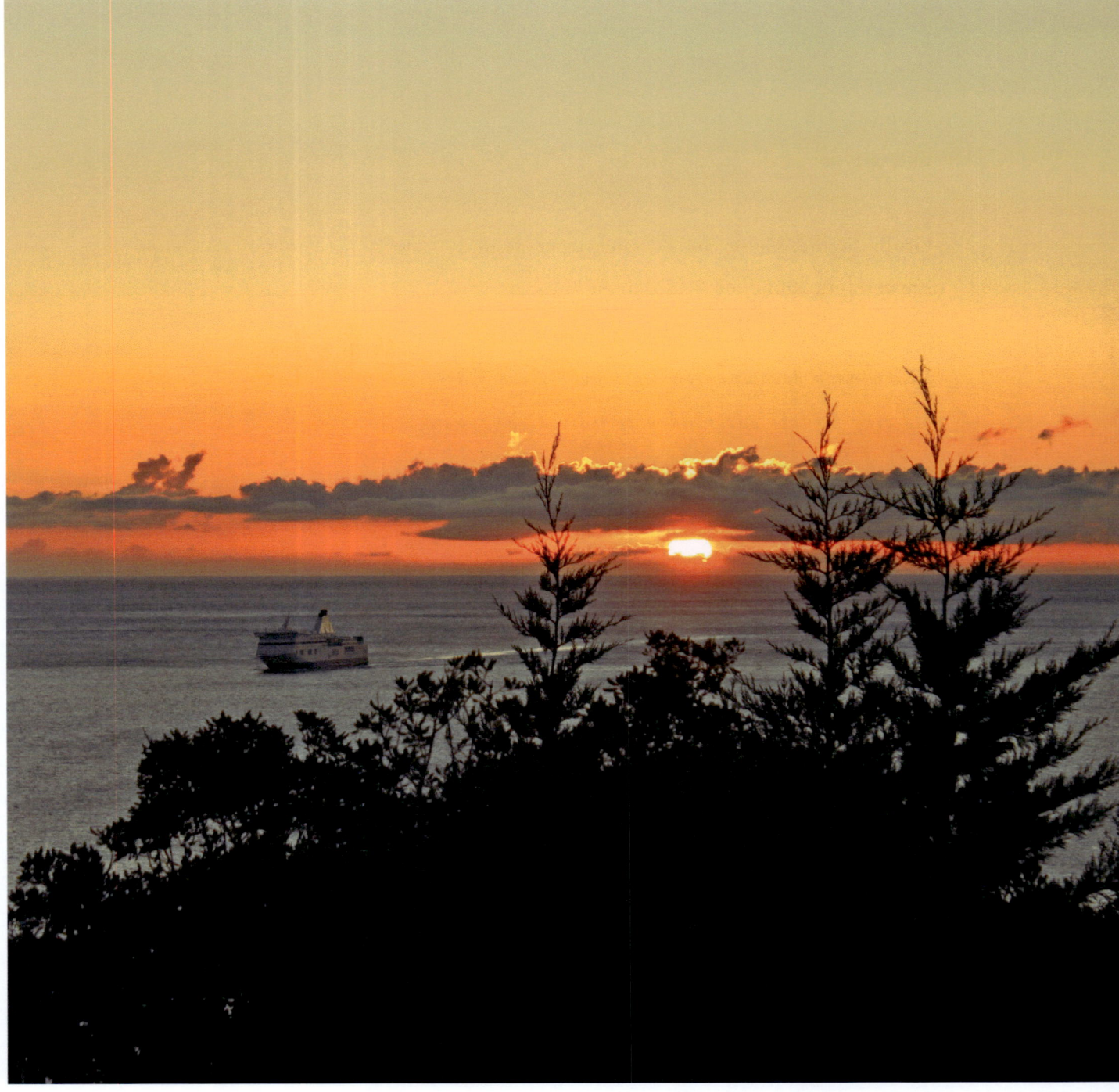

Muschel

„... im Loslassen, das ein anderes Halten möglich macht ..."

Fantasieflügel tragen dich aus dem Alltag fort. Du landest in einer verträumten Meeresbucht, weißer Sandstrand umarmt das unermüdlich hereindrängende Meer. Helle Kalkfelsen speichern die Sonne und strahlen sie wärmend wieder ab. Büsche und Pflanzen drängen aus den Felsspalten ans Licht. Die Sonne lässt alles farbenfroh leuchten.

Vor plätschernden Wellenrändern liegt der Strand im gleißenden Weiß. Gen Horizont erstreckt sich das Meer dunkel und unendlich, berührt soweit das Auge reicht das Hellblau des Himmelsgewölbes.

Du spürst die lebendige Vielfalt der Natur an diesem bezaubernden Ort, nimmst sie intensiv auf, mit all

deinen Sinnen – lässt ihre Bilder in deine Augen fliesen –
die Gerüche durch die Nase strömen – schenkst den
Naturlauten deine Ohren, lässt deine Haut berühren.

Dein Blick bleibt an einer besonders farb- und form-
schönen Muschel haften, einem Spielball der Wellen,
hin und her geworfen zwischen Strand und Meer.

*Du hebst sie auf, deine Fingerkuppen
fahren über die spiralförmige Außenschale,
ertasten raue Dornen und Höcker. Zarte
Farbtöne schimmern im Inneren der glatten
Perlmuttschicht, spielen im Sonnenlicht.*

Wunderschön liegt sie in deinen Händen.
Du setzt dich auf ein Treibholz, beschaust
und befühlst die Muschel von allen Seiten.
Du fühlst in ihr Wasser und Erde verbunden,
betrachtest diese Prachtblüte der Natur.

Einen Moment lang spielst du mit dem Wunsch,
die Muschel mit nach Hause zu nehmen, ein Stückchen
Inselglück mitreisen zu lassen in deinen Alltag …

Dann besinnst du dich anders und wirft sie in weitem
Bogen zurück ins Meer. Ein Wurf der im Loslassen ein
anderes Halten möglich macht …

*Du spürst, dass du nichts mitnehmen musst,
alles liegt schon in dir. Aufgenommen durch
deine geöffneten Sinne, ruht alles mit deinen
Gefühlen verwoben in deiner Erinnerung und
in beseelten Gedanken in deinem Geist.
Kein Gegenstand kann dich reicher machen.*

Jeder Augenblick lebt gegenwärtig in der Fülle
deiner Sinne, im Reichtum deines Herzens …

Das neue Jahr

„... Manche Türen fallen krachend ins Schloss, andere Türen schließen leise und sanft – aber bestimmt ..."

Ein neues Jahr hat seine Tore geöffnet,
die ersten Strahlen fallen ein.

*Es lässt blicken in nahe und ferne Zukunft.
Manches aus dem alten Jahr lässt du zurück.
Hinter dir bleibt, was du nicht mitnehmen
und nicht tragen willst.*

Manche Türen fallen krachend ins Schloss, andere
Türen schließen leise und sanft – aber bestimmt.

Das neue Jahr gewährt Einlass – deinen Plänen und
guten Absichten, deinen Wünschen und Träumen.

*Die gesamte Farbpalette liegt vor dir,
du wählst Anstriche – wählst Muster –
komponierst Bilder, Räume, Zeiten.*

*Klar wird das Jahr, wenn du auch dem
Alltag bewusst und wahrlich begegnest.*

*Warm wird das Jahr, wenn du Menschen in vor-
übergehenden Begegnungen ein Lächeln schenktst.*

*Hell wird das Jahr, wenn auch das Selbst-
verständliche deinen dankbaren Blick erhält.*

Aus ganzem Herzen leben, voller Dank und voll Vertrauen.

Achtsamkeit, die du in all dein Sein hineinlegst
– es sind Monate, Tage, Stunden, Minuten –
jederzeit kannst du neu beginnen, und dich von
ganzem Herzen einlassen – auf dein neues Jahr.

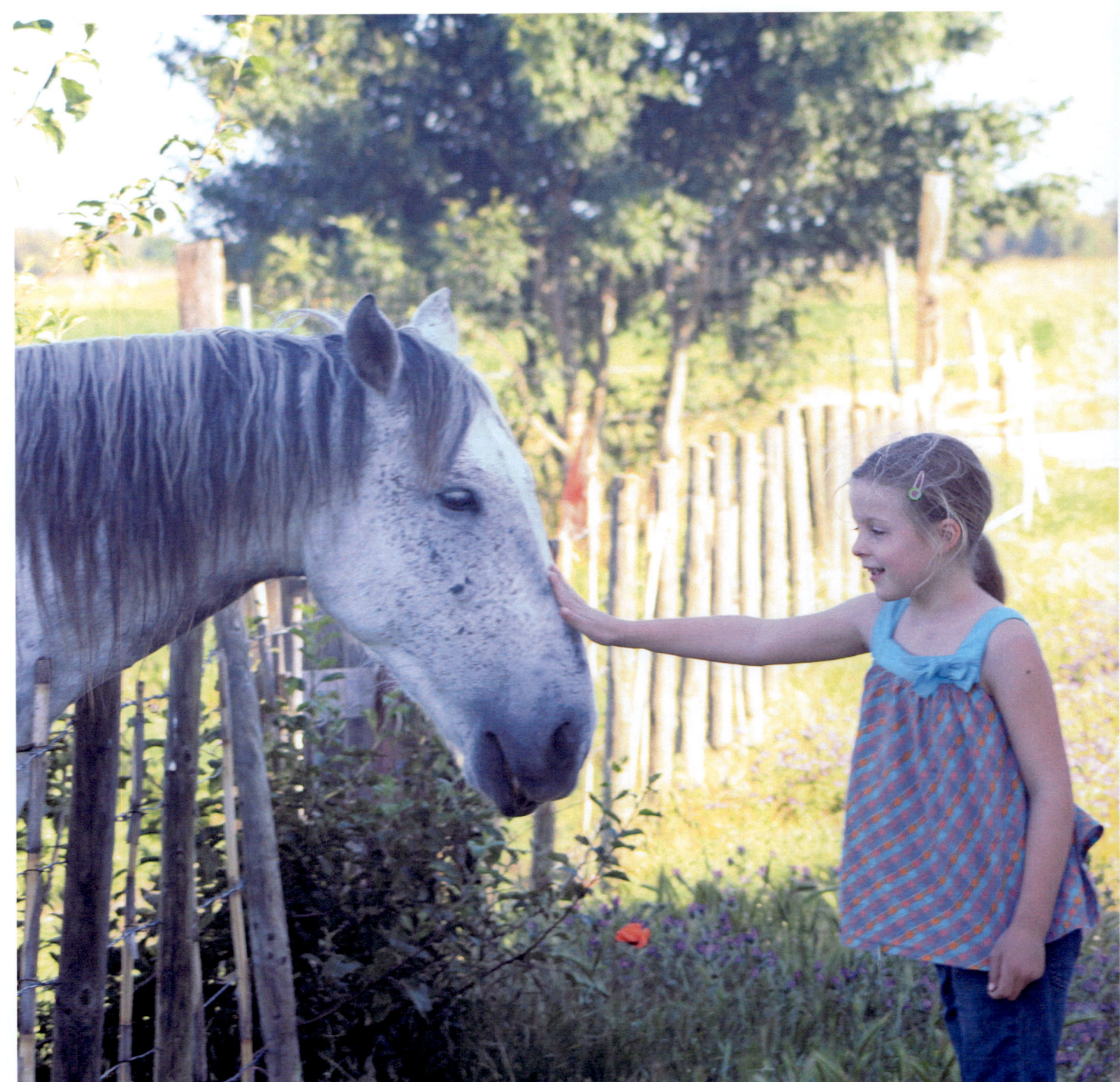

Urvertrauen

„... etwas, was dich trägt,
dich schützt, dich leitet..."

Du hast dich inmitten einer Wiese ausgestreckt,
die Sonne bedeckt dich wie ein warmes Tuch,
sicher und fest trägt dich die Erde.

*Du fühlst die Berührung mit der Erde, nimmst
feste Auflagepunkte und weiche Auflageflächen
wahr, erspürst hohe und niedrige Hohlräume
zwischen der Erde und deinem Körper.*

*Dein ganzer Körper schmiegt sich gelöst
an die Erde, dein Atem fließt ruhig.*

Bewusst lässt du dich von Mutter Erde tragen.

Du fühlst dich geborgen im Glauben und im Wissen, dass du auf dieser Erde begleitet, geleitet und geschützt wirst.

Stell dir vor, da ist etwas, was dich trägt, dich schützt, dich leitet. Nenne es wie du möchtest, vielleicht passt auch kein Name, und selbst wenn es nicht fassbar, und nicht vorstellbar ist, es ist da als Geborgenheit und trägt dich wie Mutter Erde.

Dieses Tragende ist verbunden mit deiner inneren Führung. Diese möchte dich auf einen Weg bringen, auf dem du einem Verständnis der Dinge näher bist, näher dem Verständnis deines Selbst, auf dem du deine Lernaufgaben erkennst, und darauf vertraust, tragfähige Lösungen zu finden.

Richtig ist bei deiner Führung allein, was dich dem Verständnis näherbringt, die Lernaufgabe erkennen lässt und dich einer Lösung nähert.

Hier bist du selbst gefordert.
Hier hast du zu lernen.
Hier kannst du den Weg erkennen,
die Spur deines Lebens gestalten.
Hier bist du das Leben im
Gefühl des Urvertrauens.

Wenn wir nicht so sehr uns selbst zum
Mittelpunkt machen, sondern im Gefühl
Teil eines großen Ganzen sind, dann können
wir das Urvertrauen erspüren und fühlen,
getragen zu werden.

Dieses Gefühl ist eine Quelle, aus der
du innere Kraft schöpfen kannst, etwas,
was dich trägt, dich schützt, dich leitet ...

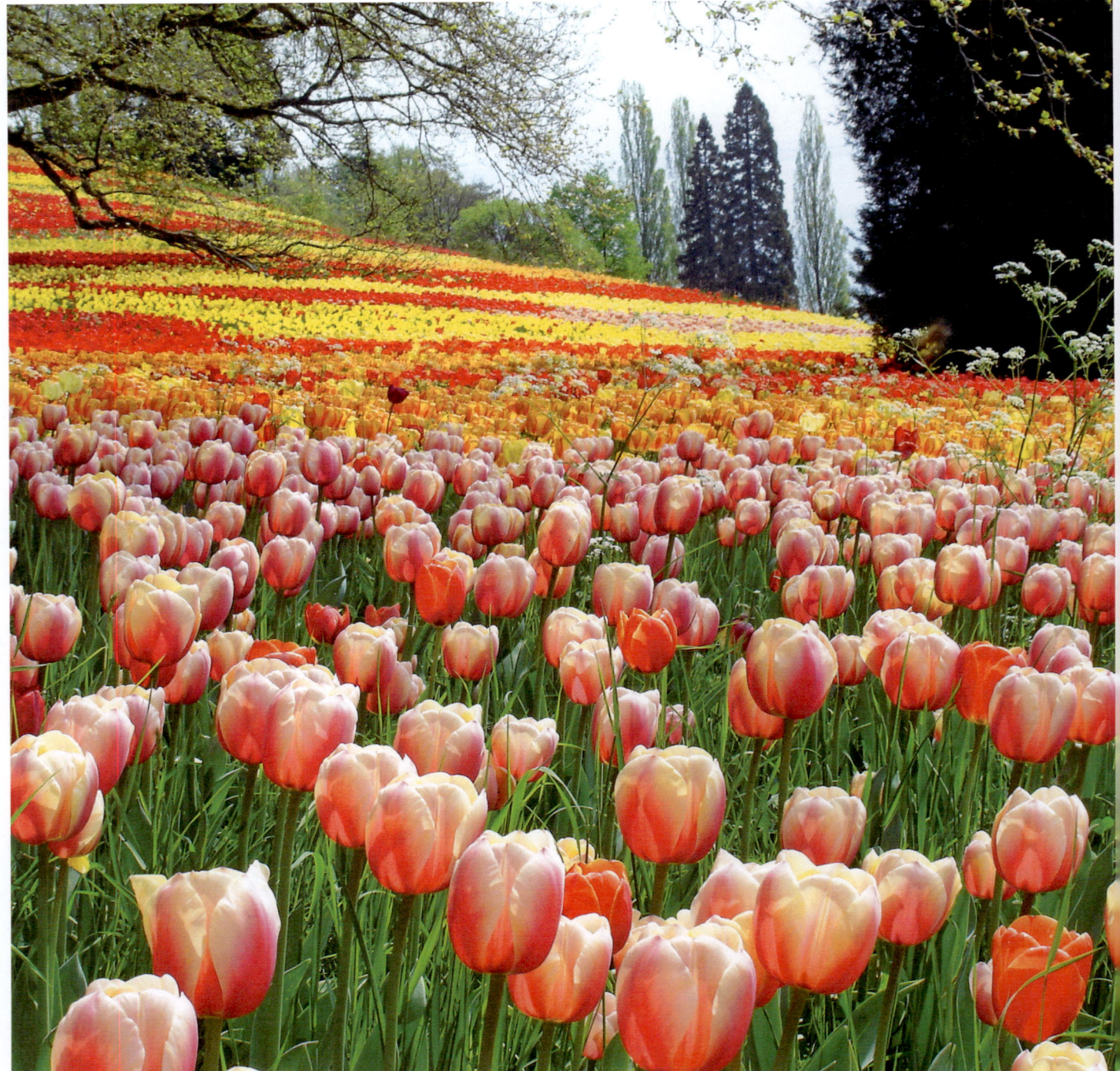

Luftballons

„… Zu Punkten schrumpfend, lösen sie sich im Blau des Himmels auf …"

Du nimmst dir Zeit für dich und machst
es dir gemütlich und bequem.

Du schließt die Tore zur äußeren Welt,
Ruhe breitet sich aus.

Du gehst Gedanken nach, die deinem Geist vorschweben, es darf auftauchen, was dich beschäftigt. Achtsam spürst du den sich zugesellenden Gefühlen nach. Du nimmst sie wahr, du wirst dir ihrer bewusst, ohne sie zu werten oder sie zu sortieren.

Für jeden Gedanken nimmst du einen Luftballon
an einer Schnur in deine Hand.

Je nach Gewicht und Größe deines Gefühls im Gedanken
ist die Größe des dazugehörigen Luftballons.

Es werden viele Luftballonschnüre in deiner Hand.
Ein Strauß in kleiner und großer Gedankenfülle
schwebt in bunten Farben über dir. Du schaust dir
deinen Luftballonstrauß genau an.

Lassen sie noch Sicht zum Himmel frei?
Welche Luftballons würdest du gerne loslassen?

Diejenigen, die auf deine Seele Schatten werfen,
die dürfen jetzt fliegen ...

Diejenigen, die belastend an dir ziehen,
die lässt du jetzt los ...

Sie steigen hinauf mit haltlos baumelnder Schnur, in ferner
Höhe schweben sie empor und weiten deinen Blick.

Zu Punkten schrumpfend, lösen sie
sich im Blau des Himmels auf ...

Wie viel mehr Horizont öffnet sich dir?
Wie viel leichter ist nun der Ballonstrauß geworden?

In die verbliebenen luftig spielenden Ballons,
pflanzt du schöne Gedanken, liebevolle
Empfindungen, Mitgefühl und Dankbarkeit.

Du schaust sie achtsam und wertschätzend an
– liebevoll im inneren Blick, freier im äußeren Blick
siehst du zwischen den Farbe klecksenden Luftballons
ins weite Blau des Himmels.

Bauchgefühl

„… *In deinem Leben liegt Wärme,*
– in deiner Wärme liegt Licht –
in deinem Licht liegst du …"

Deine Hände liegen flach auf deinem Bauch, getragen von wogenden Atemwellen schaukeln sie wie Boote sanft auf und ab.

Die Wärme des Körpers dringt zu deinen Handflächen, durchflutet dich, du erspürst ein Bauchgefühl innerer Sonne.

In deinem Leben liegt Wärme – in deiner Wärme liegt Licht – in deinem Licht liegst du. Aus deinem inneren Licht erstrahlt dein Leben im Spiegel deines Atems, in dem sich Anfang und Ende der Wogen glätten.

Aus deinem inneren Licht erstrahlt dein Leben im Klang deines Herzschlages, inneren Stimmen und leisen Tönen lauschend.

Aus deinem inneren Licht erstrahlt dein Leben im Puls deiner Lebendigkeit, lebensbejahend durchflutet es dich.

Warme Strahlen fächern sich aus deiner inneren Sonne auf, du bist in dir und aus dir heraus, im Bauchgefühl inneren Lichtes und innerer Wärme, die dich in dir und aus dir heraus tragen.

Du bist am Leben.

Du spürst deine Lebendigkeit.
Du lebst – so kostbar, in jedem bewussten Augenblick deines Lebens.

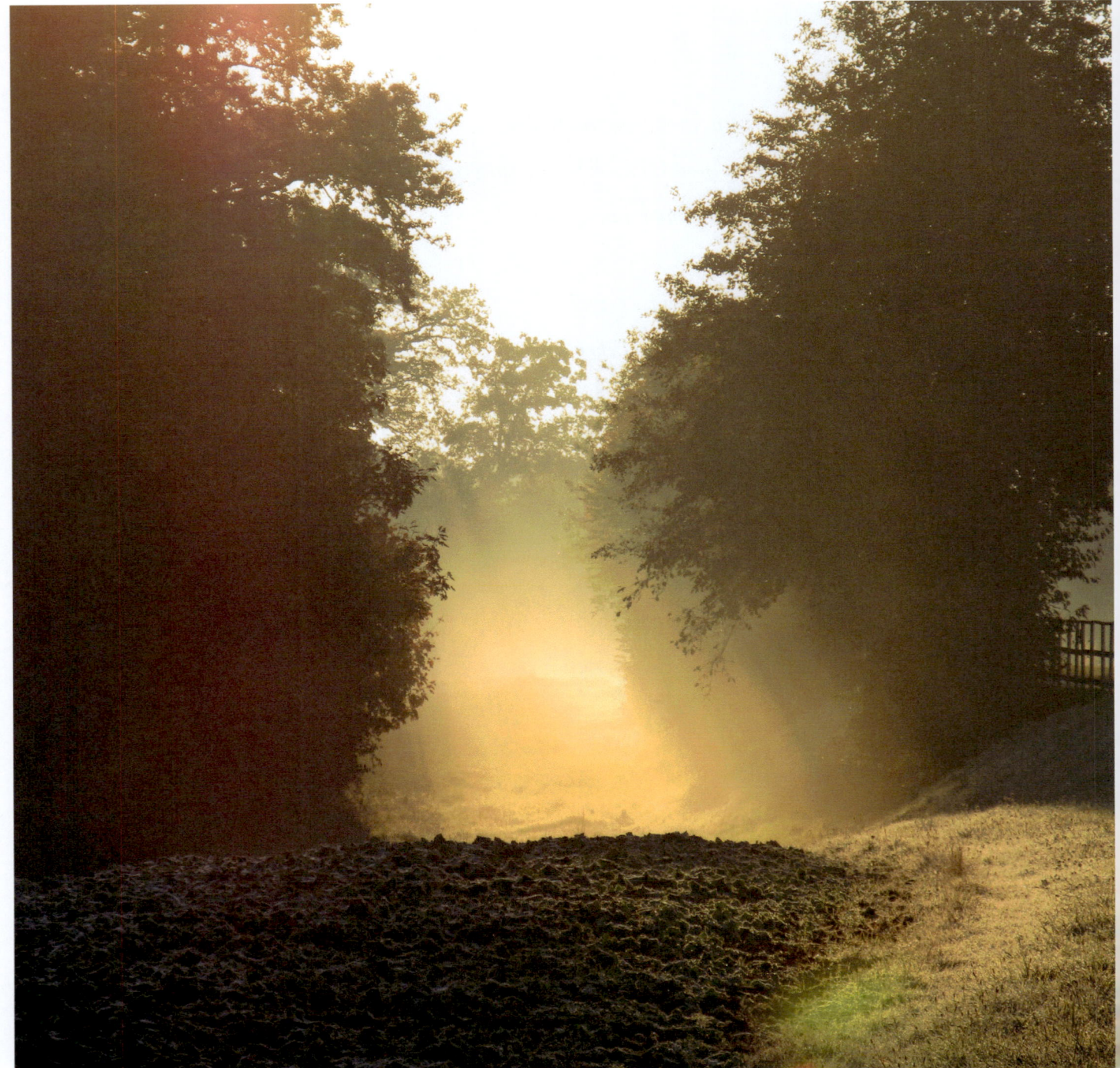

Spuren

„… deine Spuren sind der Weg, sie sind das Saatgut im Acker des Lebens."

Du bist auf einer Wanderung, hast dir einen mittelschweren Weg ausgesucht.

Dein Weg führt dich den Berg hinauf, auf Pfaden voller Geröll, der Aufstieg nicht einfach, der Schritt nicht fest. Bewaldete Abschnitte spenden Erfrischung im schattigen Grün.

Auf Ebenen mit Wiesenpfaden wird dein Gang weich, du lässt dich von der Sonne wärmen, nimmst sie in dich auf. Auf der gewählten Wanderroute suchst du an Kreuzungen und Gabelungen das Routenzeichen.

Du folgst den Zeichen, dem Weg, Schritt für Schritt …

Du gehst auf breiten Wegen, auf denen es sich gut nebeneinander laufen lässt, über schmale Pfade, wo man alleine oder hintereinander gehen kann …

Dein Weg führt dich hinauf und hinab, auf geraden Strecken folgen kurvige, das Routenzeichen lässt dich an Kreuzungen und Gabelungen den richtigen Weg nehmen.

Wie viele Menschen sind hier schon gewandert?
Wie viele Lasten wurden hier schon getragen?
Wie viele Füße haben diesen Weg geformt?

An einer Gabelung fehlt plötzlich das Routenzeichen, du suchst … suchst nach rechts, nach links …
An Bäumen, Pfählen und Masten suchst du nach dem Zeichen – und findest keinen Wegweiser mehr.
Zum ersten Mal bleibst du stehen.

Dein äußerer Blick erhebt sich zum
Horizont, dein innerer Blick trägt dich
über den Horizont hinweg …

*Hier tragen dich deine Füße mitten auf
die Wiese, sie verlassen den Weg.
Du gehst über einen gepflügten Acker,
sinkst in frische Erde ein.*

Dein Gang ist langsam, ist weich.

*Dein Blick zurück sieht deine Fußabdrücke
— nur deine eigenen …*

Hier hinterlässt du Spuren, deine Spuren
werden zum Weg, deine Spuren sind der Weg,
sie sind das Saatgut im Acker des Lebens.

Wellengeplauder

„... Ein nicht enden wollendes Geplauder der Wellen gibt Fließenden und Lebenden ihre Melodie ..."

Auf einem Inselparadies deiner Träume führt dich ein stiller Pfad, er endet am Rand des leuchtend grünen Meeres.

An zerklüfteter und steiniger Felsküste hat ein kräftiger Treibholzstamm, wettergegerbt und weiß durchfurcht, seinen letzten Ruheort gefunden.

Du nimmst Platz auf sonnengetränkt warmem Holz, du schließt deine Augen, und gibst dich lauschend dem Meer hin. Ein nicht enden wollendes Geplauder der Wellen gibt Fließenden und Lebenden ihre Melodie.

Im pausenlosen Geplätscher bewegten Wassers erhöhen kräftigere Wellen hell anschwellend

die Grundmelodie, und tauchen wieder
unter im allgemeinen Gemurmel.

*Du lässt deine Seele im ewig fließenden
Wandel baumeln, spürst deine eigene
Lebendigkeit, bist atmendes Spiegelbild
des Wassers und der Wellen.*

*In deinem Atem liegt dein Leben ...
Du atmest ein ...   du atmest aus ...*

Wogende Atemwellen im pausenlosen Fluss
gehen Hand in Hand. Bewusst gibst du dich der
Symphonie des Wassers und deines Atems hin
— tanzende Reigen im Zauber dieses schlichten
und doch so erhabenen Augenblickes.

*Es atmet dich ... im Hier und Jetzt ...
Du lebst ... du bist ...*

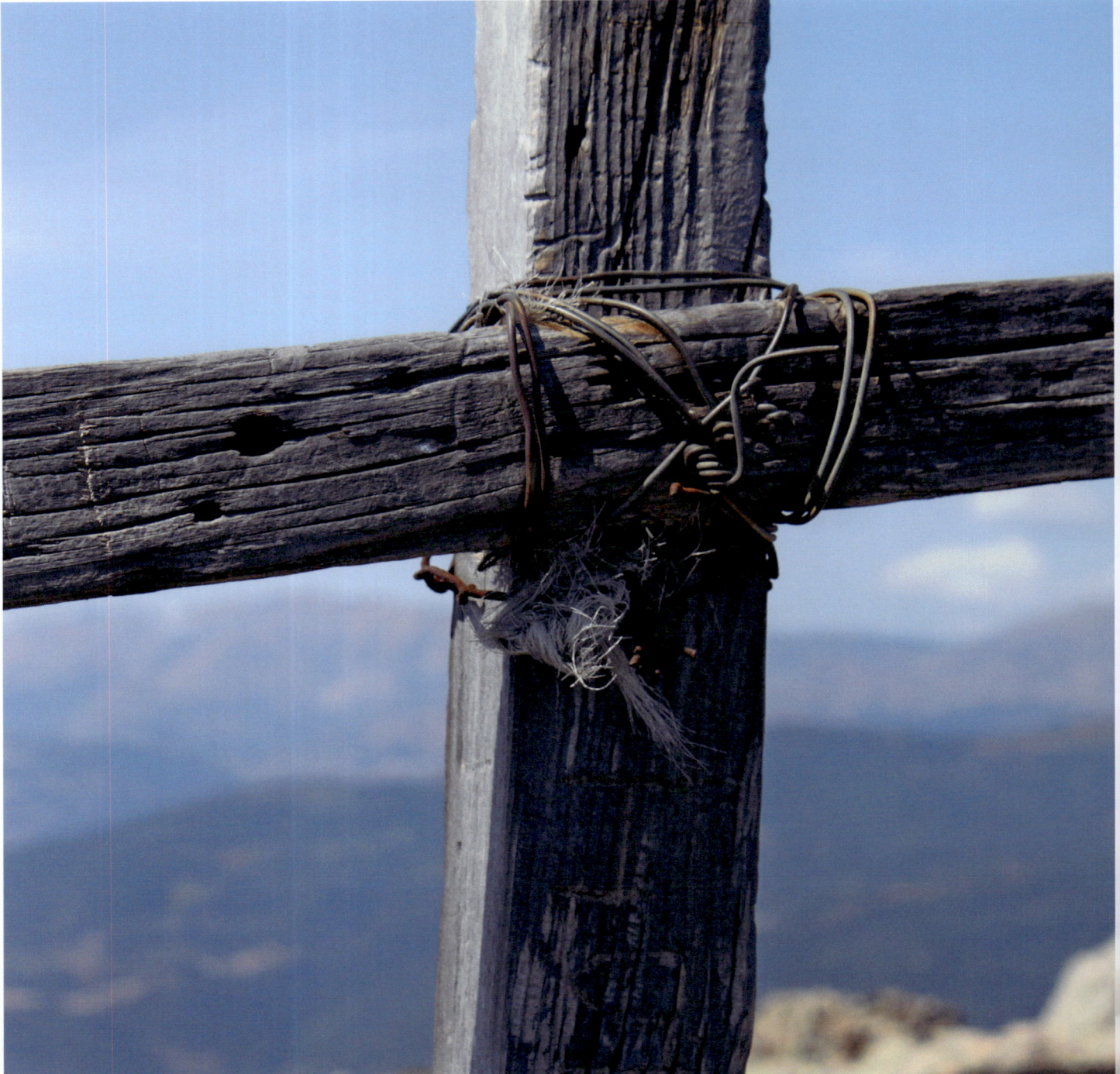

Päckchen

„... Aussichten, in denen
du aufatmen kannst ..."

Du wählst eine bequeme und gemütliche Position
und schließt die Tore zur äußeren Welt ...
Nimmst wahr wie dein Körper die Unterlage berührt ...
Spürst die Wellen deines Atems durch den Körper strömen ...

Vor deinem geistigen Auge ziehen Gedanken, Bilder,
Gefühle und Stimmungen, die dich beschäftigen ...

Du lässt alles zu, was auftaucht,
es darf da sein, was immer sich zeigt,
und darf so sein, wie es erscheint und ist.

Du benennst deine Themen und deine Gefühle ...

Eines davon, das dich besonders beschäftigt,
legst du mitten auf ein Tuch vor dir und
wickelst es darin ein. Längs und quer ver-
packst du es und schnürst es fest zu.

*Du überlegst nun, wie viel Distanz du
zum Päckchen haben willst, und legst es
im gewünschten Abstand ab.*

*Spüre, was dieser Abstand in deinem Körper
und Geist bewirkt — spüre nach, wie sich
dein Atem verhält — achte darauf, wie du
dich insgesamt dabei fühlst.*

Das Päckchen ist zwar nach wie vor da,
es bleibt in deinem Blickfeld, jederzeit
kannst du es nehmen und auspacken, wenn
du dich damit näher befassen möchtest.

Der Abstand lässt dich aber freier aufblicken,
er weitet den Raum deines Ausblicks, und
er öffnet dir Einblicke zu anderen Seiten.

Aussichten, in denen kürzere Schatten
fallen, und deine innere Sonne über das
Päckchen hinaus erstrahlt.

Aussichten, die dich über das Thema hinweg-
blicken lassen, und du dich entlastet fühlst.

Aussichten, in denen du aufatmen kannst,
und alles etwas klarer siehst.

Aussichten, die dich zufriedener machen,
dir gut tun und dir Entfaltungsräume
öffnen, im Sonnenlicht am Horizont.

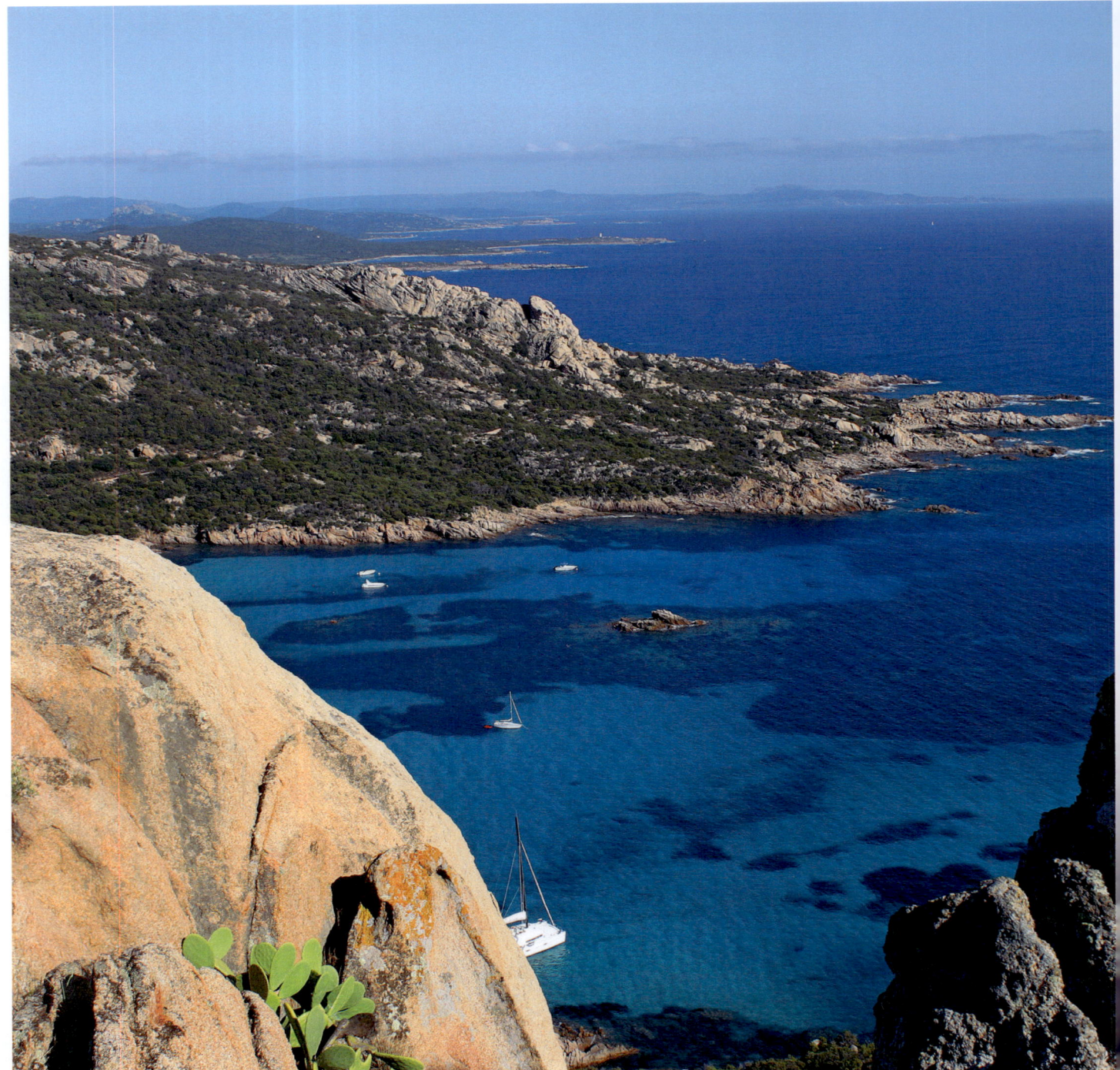

Inselglück

„… findet Halt in deinem Inneren …"

Mit schwingenden Flügeln deiner Fantasie
landest du auf einer Insel im Pazifik: Eine Perle
in türkisblauer Umarmung des Meeres, dessen
Wellen weiße Kronen tüpfeln lassen.

Ein Kleinod, auf dessen hell umsäumenden Sand-
strand sich verneigende Palmen Schatten werfen.

Idyllische Ruhe liegt im milden Licht des Morgens,
du betrittst den menschenleeren Strand.

Die ersten übers Meer segelnden Strahlen erhellen dein Gesicht,
im Sonnenaufgang öffnen sich deine inneren Tore.
Du erfreust dich an deinem Sein, an deiner Lebendigkeit,
am Zauber dieses Augenblickes.

In innerer Zuwendung offenbart sich dein
Herz wie eine sich öffnende Blüte.

*Freudig spazierst du an den landeinwärts
auslaufenden Wellen am Strand entlang, im
weichen Sand perlen sich deine Fußabdrücke ...*

Du setzt dich auf ein größeres herangespültes
Stück Treibholz. Schwache Wellen bringen ein
sanft ansteigendes Rauschen zu dir heran, kräftige
Wellen schwappen lautstark bis an deine Füße,
umspülen sie angenehm kühlend, lassen deine
Füße tiefer in den Sand sinken.

*Die vom Meer ziehende sanfte Brise legt
einen Hauch Salzgeschmack auf deine Lippen,
während der Wind lau und warm deine Haut
streichelt, dir übers Haar fährt.*

Dein Blick streicht über die Unendlichkeit
des Ozeans, verliert sich dort, und findet
Halt in deinem Inneren.

*Du bist vollkommen im Zauber deines Lebens,
des Augenblicks im Hier und Jetzt.*

Es atmet dich, du spürst dich ausgeglichen
in deinem Körper, erfüllt in deinem Geist,
erleuchtet in deiner Seele.

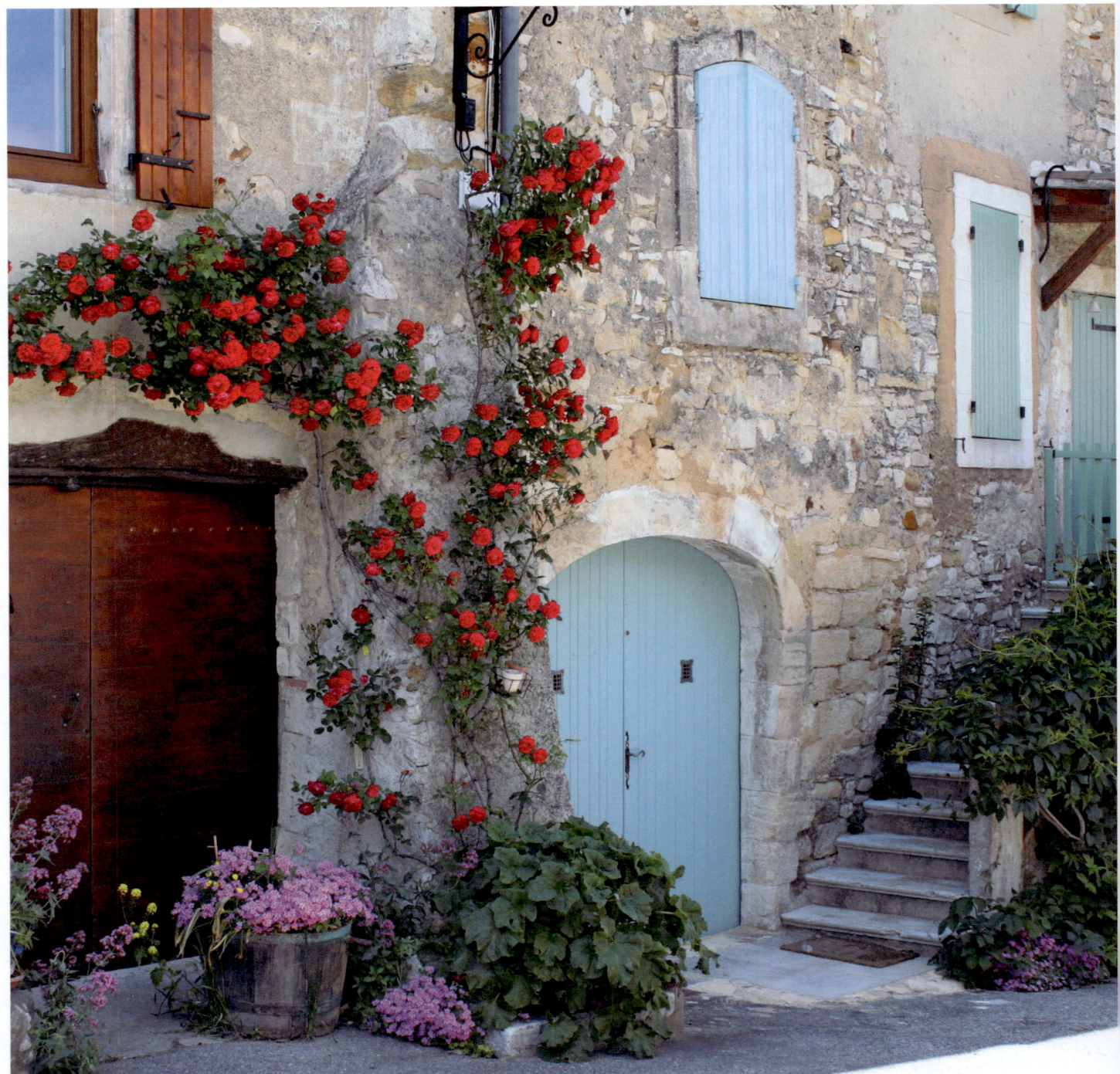

Auf Reisen

*„... Kilometer bemessen geographisch
deine Reisen, berührt wirst du aber
durch deine weit geöffneten Sinne ...*

*... es kommt nicht so sehr darauf an,
wo du bist, viel wichtiger ist es,
wie du bist."*

Wer kennt es nicht, das Fernweh?
Reisende Gedanken in Sehnsucht gehüllt, in wonnigen
Vorfreuden der Wirklichkeit entrückt – bist du.

*Wenn du auf Reisen bist, bist du über geographische
Weiten hinaus unterwegs. Hier fächern sich deine Sinne
auf und gehen heraus aus heimischen Einerlei.
In neuen Landschaften erregt die Blume am Wegesrand
deine Aufmerksamkeit, halten Horizonte deinem Blick stand,*

*werden Düfte zu Noten, und die Farbpalette der
Natur erweckt ein Leuchten in deinen Augen.*

In fremden Städten gehen deine Blicke immer
wieder empor. Du bemerkst Details an Fassaden,
siehst die Katze, die sich genüsslich am Fenster putzt,
entdeckst den windschiefen Fensterladen, und die
vollgehängte Wäscheleine zwischen den Häusern.

*Im absichtslosen Zusammensein mit
anderen Menschen bekommen Zufälligkeiten
und Kleinigkeiten einen besonderen Glanz,
es liegt tastendes und fragendes Interesse an
anderen Lebens- und Seinsweisen.*

*Kilometer bemessen geographisch deine
Reisen, berührt wirst du aber durch die
weit geöffneten Sinne.*

Dort, wo du dich gänzlich auf den gegenwärtigen Moment einlässt, dich in liebender Offenheit dem Geschehen zuwendest, da bist du mehr im reisenden Glück, als du jemals vermutet hast.

Dort, wo du dich uneingeschränkt einem anderen zuwendest geschieht das Wunder in Verbindung zu treten.

Dort, wo du in gelebte Augenblicke deines Lebens tief hineintauchst, finden die weitesten und intensivsten Reisen statt.

Auf Reisen kannst du jeden Tag sein, es kommt aber nicht so sehr darauf an, wo du bist, viel wichtiger ist es, wie du bist.

Innen

„... Ruhig fließt dein Atem, wiegende Ruhe vereint deinen Körper mit deinem Geist."

Du schließt die Tore zur äußeren Welt.

Spürst deine Augenlider sanft geschlossen, darunter sinken die Augäpfel entspannt nach innen, betten sich in deine gelösten Gesichtszüge.

Deine Lippen sind weich geöffnet, du spürst den locker hängenden Unterkiefer, die Zunge liegt eingesunken, dein Gaumen ist weich.

Der Blick taucht nach innen, wiegt sich in deinem inneren Atem, legt sich in die Wellen deiner Ruheatmung.

Äußere Ruhe verbindet sich mit deiner Inneren.

Du bist getragen vom Auf und Ab deiner Atmung.

Im Einatmen spürst du unendliche Weiten in dir.

*Im Ausatmen fühlst du deinen Körper
schwer und gelöst, alle Anspannung weicht,
sämtliche Lasten fallen von dir ab.*

Wie Wellen, die dich am Sandstrand liegend unterspülen,
sinkst du in jeder Welle deiner Ausatmung tiefer ein.

*Das zurückweichende Wasser nimmt Losgelassenes
mit, es verliert sich in den Weiten des Meeres.*

Ruhig fließt dein Atem, wiegende Ruhe
vereint deinen Körper mit deinem Geist.

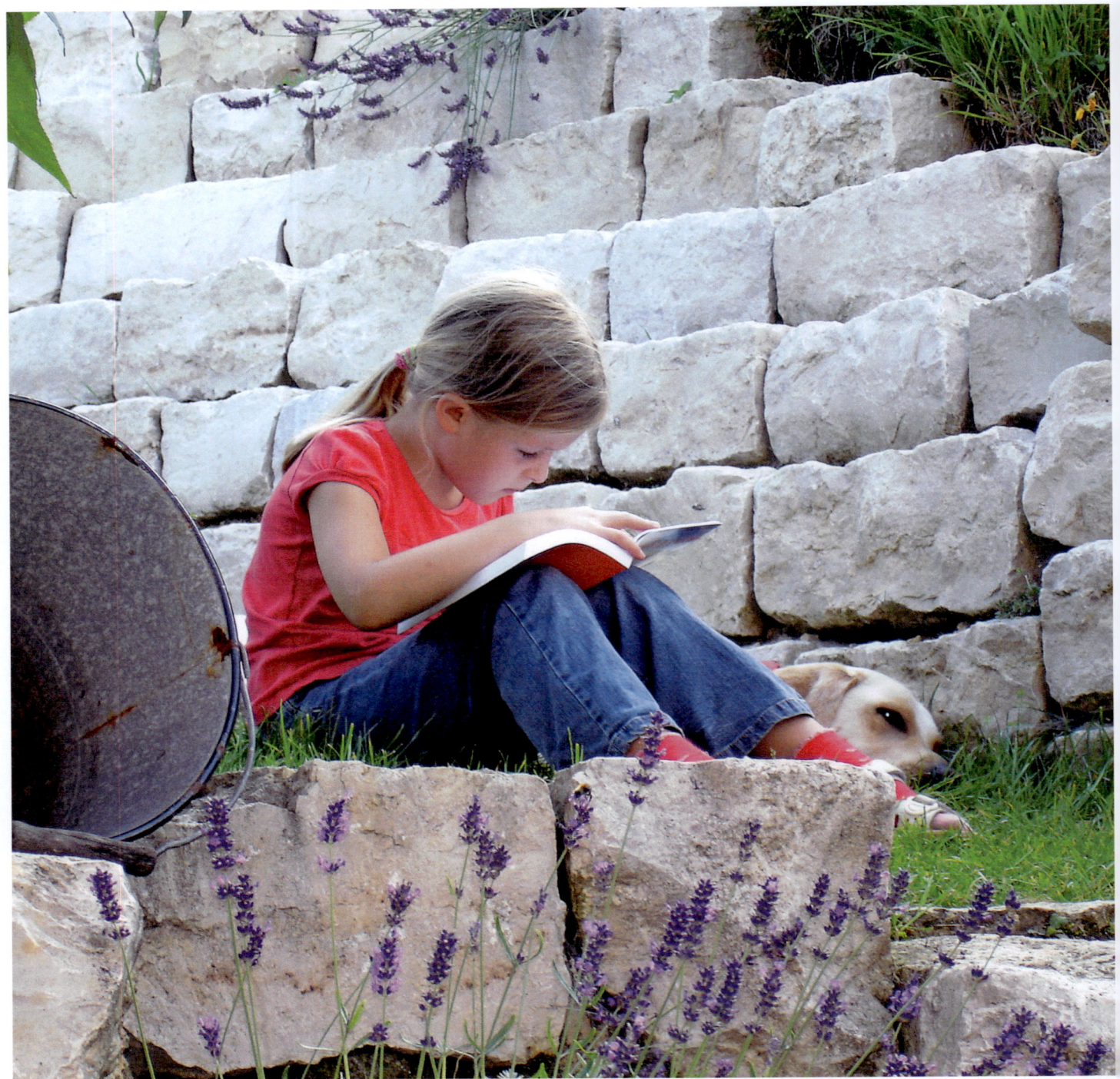

Innerer Garten 1

„... im Ausbringen der Samen legst
du Hoffnung in den Boden ..."

In Zeiten, da dich der Stress einengt, dich Sorgen plagen, Einsamkeit dir Kraft raubt, und den Geist Verwirrung gefangen hält, da gibt es einen Ort, den du betreten kannst, in dem du Frieden und Zuflucht finden kannst.

Dieser Ort ist dein innerer Garten.

Du hältst die Atemlosigkeit des Alltags an, nimmst dir Zeit und beachtest das Ein- und Ausströmen deines Atems.

Du beobachtest aufkommende Gedanken vor deinem inneren Auge, lässt ihnen freien Lauf, lässt sie kommen und verweilen, lässt die einen stehen, die anderen gehen.

*Nun kehrst du mit deiner Aufmerksamkeit
zum Atmen zurück, und lässt die Atmung in
deinem Inneren einen erholsamen Ort schaffen,
einen weiten, stillen und warmen Ort.*

*Betrete nun diesen Raum, es ist dein innerer Garten.
Du riechst feuchte Erde, Blumen duften, du beobachtest
Vögel, lauschst dem Rauschen der Blätter, und lässt
dich von der Sonne wärmen.*

*Du setzt dich in den wohltuenden Schatten einer Laube,
gibst dich hin den schönen Bildern und Geräuschen um
dich herum, von ihnen umgeben und verweilend in dir.*

Hier kannst du graben und pflanzen, du kannst wachsen lassen
und pflegen, bewahren und loslassen kannst du, und ernten.
Im Graben wendest du den Boden, mischst bei, was er braucht,
damit die Pflanzen einen fruchtbaren, gut durchlüfteten
Boden vorfinden und Wurzeln schlagen können.

Du wendest den Boden an der Oberfläche,
dann lockerst du auch die tieferen Schichten.

Zeit, dein vielschichtiges inneres Leben zu erkunden ...

*Du pflanzt, und im Ausbringen der Samen legst
du Hoffnung in den Boden. Du traust der Zukunft,
selbst wenn auch nichts darauf hindeutet, dass
etwas wachsen wird ...*

*Geduldig lässt du keimen und sprießen, gibst den
Wurzeln Zeit zu wachsen und Halt zu finden.
Pflegend umsorgst du, was wächst.*

Du gießt und düngst, jätest und beschneidest und
schützt deine Pflanzen. Beachtest ermutigt die Zeichen,
dass es richtig war, was du getan hast.

Das Ergebnis der Achtsamkeit und Pflege gefällt dir.

Wie du deinen Garten pflegst, so pflegst du dein Inneres. Aufmerksam bewahrst du das Blühen deines Gartens, und legst so den Weg frei zu innerem Gleichgewicht — zur Mitte zwischen Geben und Nehmen ...

Du lässt deinen Atem strömen, während dein Körper entspannt und zur Ruhe kommt. Du spazierst durch den Garten, durch deine innere Oase.

Hier findest du passende Wege durch den Zyklus der Jahreszeiten, hier kannst du dich öffnen wie eine Blüte, hier erblühst du selbst.
Was unvorhersehbar, langsam oder schnell verloren geht und dich trifft, braucht Zeit akzeptiert und verarbeitet zu werden. Zeit, diese Phasen in eigenem Tempo zu durchlaufen ...

Der Kreislauf von Verlust und Neubeginn ermöglicht an alter, leerer Stelle Neues anzupflanzen sobald du dazu bereit bist.

Das Ernten lässt dich am Punkt ankommen,
der sich wie Vollendung anfühlt.

Ernten können deine Hände, Ernten können deine Sinne und Gedanken. Im Einklang mit der Natur, im vollendeten Kreislauf hältst du inne, um die Ernte in deinem Leben einzubringen, das Leben anzunehmen und zu genießen.

Dein Atem fließt wie ein sanfter Windhauch durch deinen inneren Garten, du spürst das tiefe lebensbejahende Gefühl, das dein innerer Garten dir gibt, er steht dir zu jeder Sekunde, zu jeder Minute offen, du trägst ihn in dir.

Ein heilender Ort, er gibt dir eigene Takte der Zeit. Im weiten und freien inneren Raum erinnerst du dich: an deine Sehnsüchte, an deine Bedürfnisse, an dich selbst …

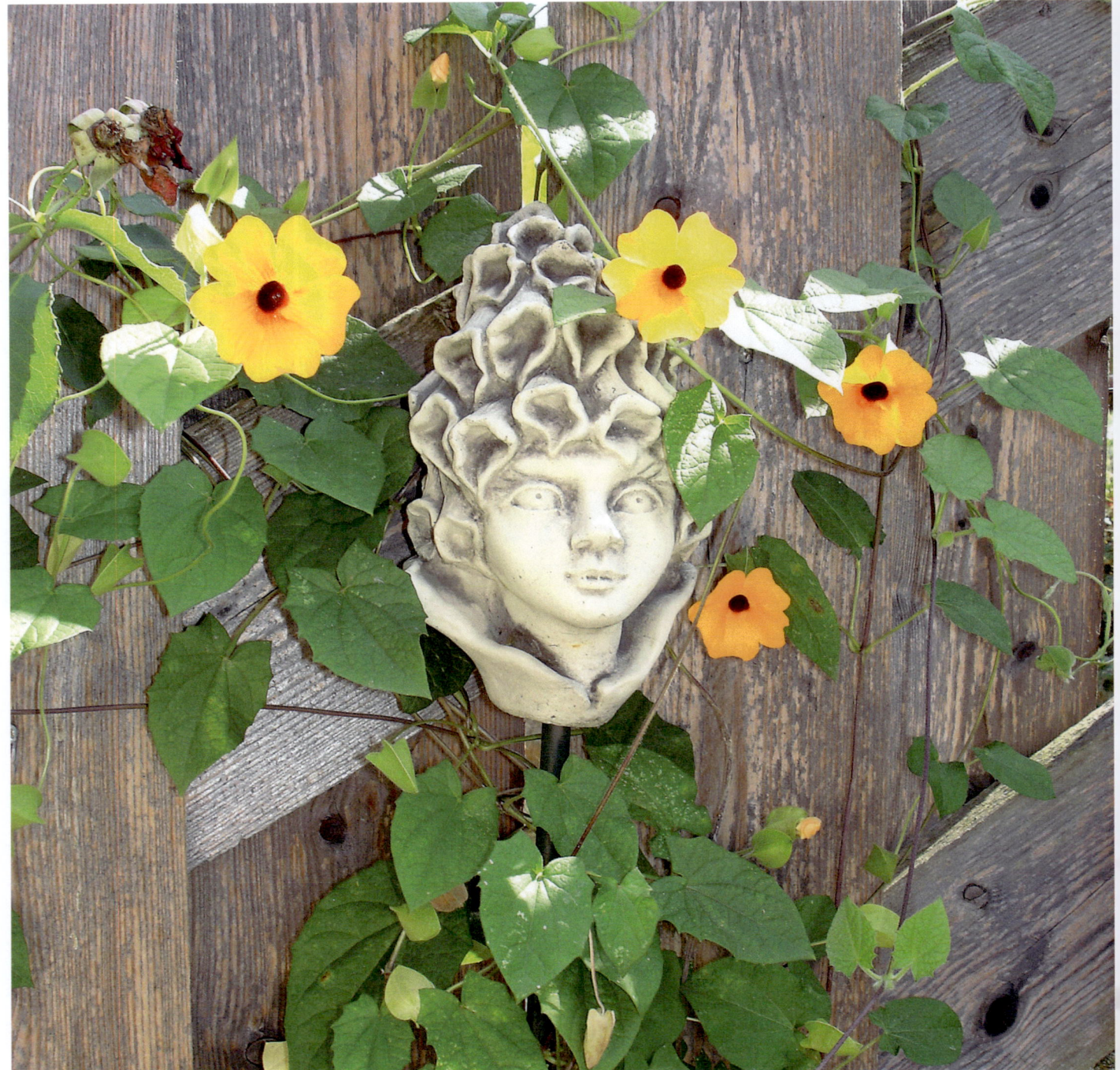

Innerer Garten 2

„... Lerne den Löwenzahn zu lieben ..."

Du betrittst deinen inneren Garten, versetzt
dich in die Oase, die du geschaffen hast.

Du spazierst durch den Garten, betrachtest was
sich seit deinem letzten Besuch verändert hat.

*Du nimmst den Anblick des Gartens mit all
deinen Sinnen in dich auf, die ganze Vielfalt
atmet in deiner inneren Achtsamkeit.*

Dein Blick fällt auf ein Blumenbeet, von
dir liebevoll angelegt, besät mit ausgewählten
Samen deiner Lieblingsblumen.
Du betrachtest das harmonische Spiel von
Formen und Farben im wogenden Blumenmeer

– missbilligend bemerkst du, dass auch der Löwenzahn sich hier und dort wieder und wieder zeigt.

Unzählige Male hast du ihn entfernt.
Dies gelb klecksende Unkraut fügt sich so
gar nicht in deine Vorstellung harmonierender
Farben der wertvollen Pflanzen ein.

Zeit und Energie raubt der Kampf gegen dies
widerstandsfähige und zähe Unkraut. Du hast
alle Ratschläge befolgt, wie du den Löwenzahn
loswerden kannst – leider erfolglos.

In der kommenden Nacht hast du einen Traum:
Du stehst vor dem höchsten und weisesten Gärtner,
der schon vielen besten Rat gegeben hat.

Du schilderst ihm dein Problem, die unzähligen
Versuche im Kampf gegen den Löwenzahn.

Der weise Gärtner antwortet: „Wenn alles bisher nichts genützt hat, dann gibt es nur einen Ausweg: Lerne den Löwenzahn zu lieben."

Du beobachtest deine Gedanken und Gefühle – deinen Atem.

Mit einem tiefen Seufzer spürst du Druck und Anforderung von dir weichen ...

Wenn du mit dir selbst milde bist, wenn du von deinen Bewertungen und Vorstellungen Abstand nimmst, erkennst du dasselbe Blumenbeet mit neuen Augen – bildet sich jenseits des Augenblickes eine neue Perspektive: In der Sicht annehmender Haltung lernst du den Löwenzahn zu lieben.

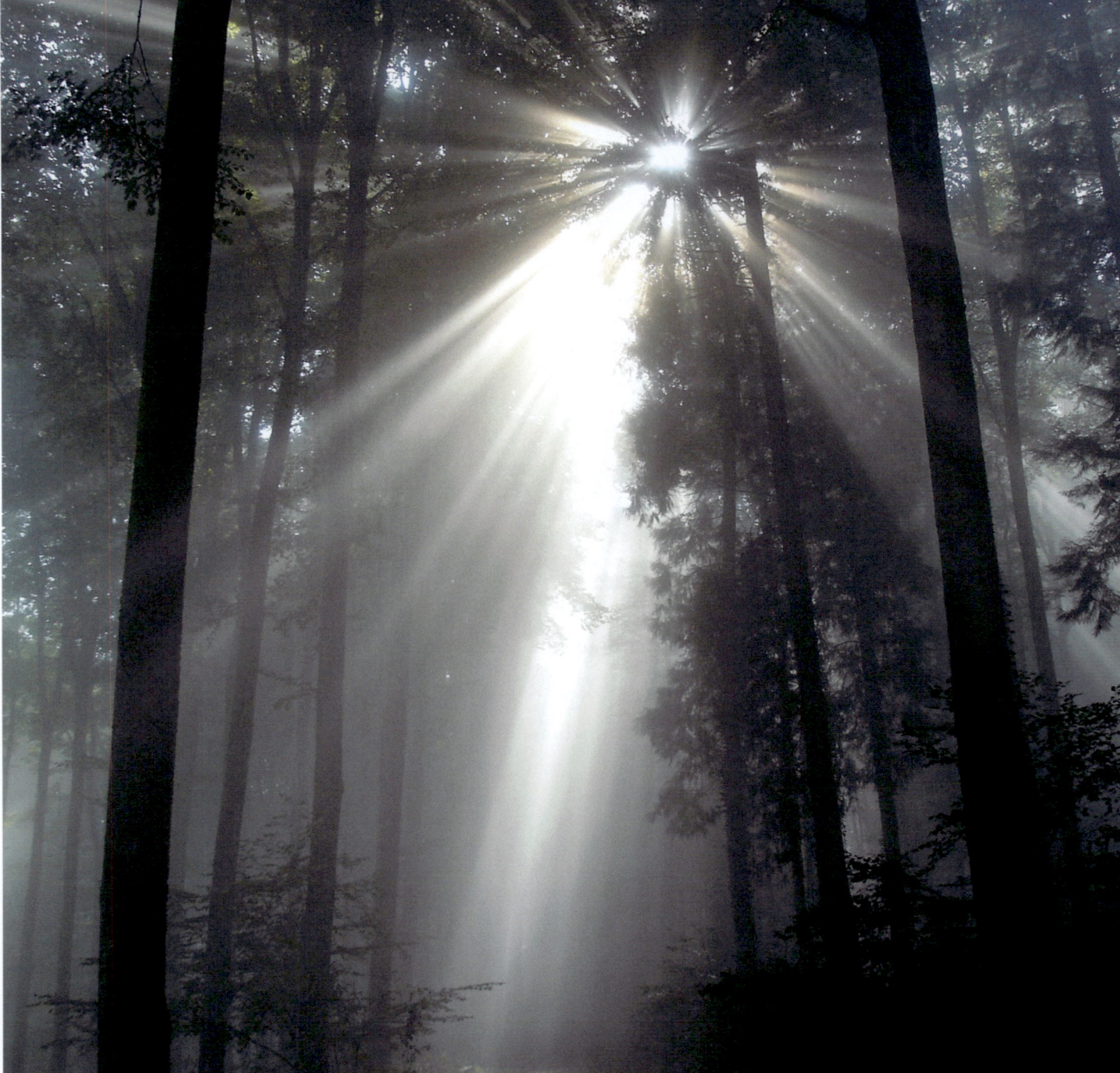

Gewitter

„… Der reinigende Weg der Natur wird zum Spiegel deines Innern …"

In deinem Kopf kreisen Gedanken, schwirren darin wie lästige Fliegen herum, kehren hartnäckig wieder, wenn du sie verscheuchst. Von außen drückt derweil die Schwüle des Sommers.

Um auf andere Gedanken zu kommen, lockt dich ein Spaziergang ins atmende Grün des Waldes. Stehende Hitze selbst zwischen den Bäumen, so ganz verfliegen schwere Gedanken auch hier nicht.

Ein leiser Luftzug weckt dich aus dem Gedankenkarussell.

Wolken ziehen am Himmel herauf und wachsen an, in stummer Eile, dunkel und drohend.

Sanfte laue Brisen wechseln in kühlende Böen,
setzen die starr dösende Natur in Bewegung.
Unter wiegenden Bäumen machst du dich eilends
auf die Suche nach einem Unterschlupf – ehe die
ersten Regentropfen fallen, stehst du geschützt
unter dem Dachvorsprung einer Waldhütte.

Der losbrechende Gewittersturm verdunkelt den Wald.

*Heftige Windstöße sprühen den anschwellenden
Regen peitschend hernieder. Der wütende Gewitter-
regen wäscht den Pollenstaub von den Blättern,
fegt die Gluthitze zwischen den Bäumen heraus.*

*Du blickst in das laute, herrlich zürnende Gewitter
hinaus, atmest die gereinigte, frische Luft tief ein.*

Mit weißen Blitzen und prächtigen Donnerschlägen
klären sich deine kreisenden Gedanken.

Dein Atem weitet und vertieft sich.

*Prasselnde Regentropfen saugt der Waldboden auf.
Der reinigende Weg der Natur wird zum Spiegel
deines Innern. Belastendes rieselt an dir hinab
und versickert in den Tiefen des Erdreichs.*

Du bist gelöst, du fühlst dich entspannt.

Spiegelbildlich blickst du in die durchsichtige und reine
Luft, schaust dem sich verziehenden Gewitter nach.

Dein Herz geht weit auf, dein Atem fließt frei.
Mildes Blau überspannt den Himmel
– im Außen und in Dir.

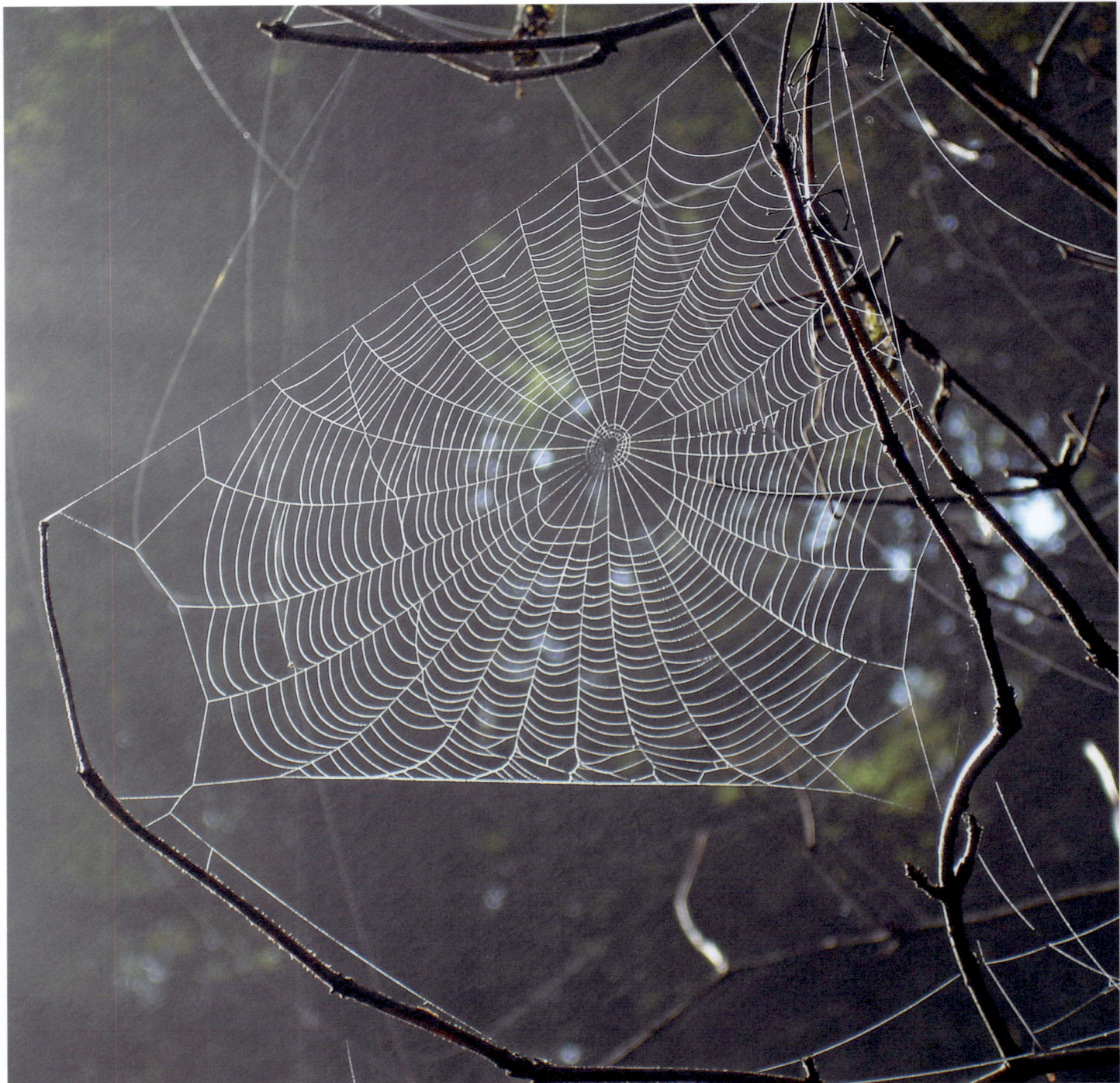

Nebel

*„... Das Verborgene spiegelt das
Geheimnis unseres Lebens ..."*

Ein typischer Herbsttag am Bodensee, die Farben
verschwimmen im milchigen Grau, im Nebeldunst
verschleiern Horizonte, schattenlos träumt der Tag.

Du bist auf Wegen am waldigen Ufer unterwegs.

Auf der einen Seite liegen Nebelschwaden über dem
See, die wie eine dicke Daunendecke das Wasser betten.
Auf der Seite des Waldes entrücken die Stämme in
schwarze Scherenschnitte, verschleiern die Bäume,
vernebeln die Wipfel.

Der Vorhang bleibt zu, die Welt scheint gedämpft,
es klingen nur deine Schritte hervor.

Du entdeckst in diesem von Menschen oft gescholtenen
Grau lichte Augenblicke, Kostbarkeiten der Natur.
Wo du stehen bleibst hörst du zart die Feuchtigkeit
des Nebels sich knisternd niederlegen.

Du betrachtest an einem dünnen Ast ein Spinnen-
netz, das wie ein Diadem hängt. Beim näher treten
siehst du Perlenketten von spiegelnden Wassertropfen
an zartesten Fäden aufgereiht.

Kein Strahl des Lichts trifft ein, die Nebel-
schwaden umhüllen dich in Geborgenheit.
Der Nebel verbirgt des Lebens lautes Markt-
geschrei, umarmt dich in schützender Ruhe.

Der Nebel wirft dich auf dich selbst zurück.

Er lässt dich die Kostbarkeiten des Hier und Jetzt ent-
decken, lässt dich ertasten, was sich direkt vor dir auftut,

und dich dem nachspüren, was hinter
den Dingen verborgen liegt.

*Das Verborgene spiegelt das
Geheimnis unseres Lebens.*

Wer bin ich?
Woher komme ich?
Wohin gehe ich?

Der Nebel lässt dich dem nachspüren,
was hinter den Dingen verborgen liegt.

Der Nebel wirft dich auf dich selbst
zurück – Auf dein tragendes Innerstes.
Auf dein in dir wohnendes Licht.
Auf deine Hoffnung auf Licht und Klarheit.

Herbstkind

*„In meiner Fantasie können Tiere sprechen,
in meiner Fantasie keine Herzen brechen,
Stühle fliegen durch den Raum, sagt mir
bloß, ihr glaubt es kaum."*
(von meinem Sohn Joshua, im Alter von 8 Jahren geschrieben)

Der Herbst ist angekommen. Immer kühler werdende Tage verdrängen nach und nach das Grün.

Der Wald wechselt sein Blätterkleid in laue Töne. Helles und dunkles Braun, Rot und Orange strahlen im Sonnenlicht Wärme aus.

Du stapfst durch das Laub, teils kniehoch,
mal schlurfend, mal hüpfend, mal stolpernd.
Kindheitserinnerungen werden wach, sie wecken
deinen Übermut und deine kindliche Freude.

*Du greifst in aufgetürmte Laubhaufen, in den
Himmel geworfen regnen sie über dich herab,
– sorglos, glücklich und frei bist du –
Außer Atem hörst du dein Herz schlagen.*

*Du lässt dich freudestrahlend in Laubberge
fallen – Laub unter dir, Laub über dir.*

Deine Hände greifen in herumliegende Laubhaufen, trocken zerbrechen fühlst du die Blätter,
du hörst sie knistern, rascheln, knacken.

Lang ausgestreckt fühlst du deinen Körper
immer tiefer in weiche Herbsttöne einsinken.

*Losgelassen in körperlicher Schwere,
bist du innerlich gelöst und fühlst dich
deinem inneren Kind nah gekommen
– schön, dass es noch da ist.*

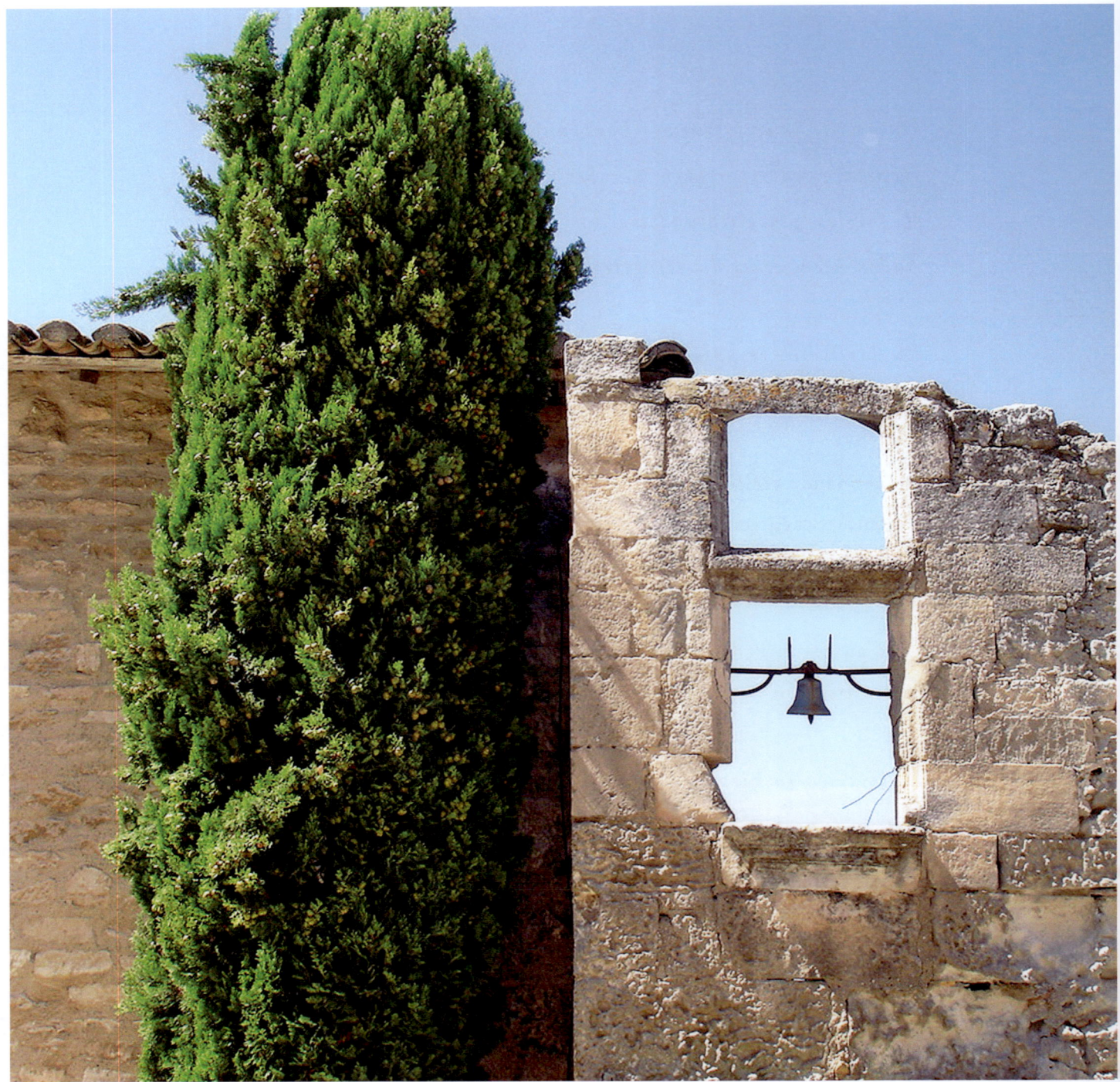

Kapelle

„... sie lädt ein zu Ausblicken und Einsichten ..."

Der südliche Sommertag in den Alpen neigt sich seinem Ende zu. Du bist auf dem letzten Stück einer Wanderung, kurz vor einem Bergdorf, in dem du als Gast die Tage verbringst.

Noch außerhalb, mit weiten Ausblicken, steht die schmale Kapelle, mit dem kleinen roten Vordach. Vor den unverputzten und nackten Mauern lädt eine schlichte Holzbank ein — zum Verweilen, zum Anlehnen, und sie lädt ein zu Ausblicken und Einsichten.

Du setzt dich auf das sonnengetränkte Holz der Bank und lehnst dich an das Kirchlein an.

Die Erde hält noch die Tageswärme fest, es riecht nach
warmem Stein. Deine Hände ruhen in deinem Schoß.

Dein Scheitel streckt sich zum Himmel und du kehrst
ein in die Welt des Schweigens und die Weite des Daseins.

Die Augen schließen sich etwas, dein Blick taucht nach innen
und in deinem Herzen lässt du ein Lächeln entstehen.

*Du vergegenwärtigst dir deinen Atem und begleitest
ihn von Moment zu Moment, ganz bewusst.
Deine Aufmerksamkeit richtet sich auf deinen Bauch
— du nimmst dort die Bewegung deines Atems wahr,
bringst Atem und Körper zusammen.*

Beim Einatmen spürst du die Wölbung deines Bauch-
und Beckenraums und das Senken beim Ausatmen.
Du spürst deinen Geist in Ruhe – dich in deiner
Mitte – beobachtest deinen Atem.

Gedanken und Gefühle lässt du kommen
und wie Wolken am Himmel wieder ziehen.

*Deine innere Sammlung liegt und bleibt in der
Bewegung deines Atems in deinem Bauchbeckenraum.*

Du bist ganz im Jetzt angelangt.

In der Weite deines Daseins sinkt die Sonne
glühend herab, die Berge schwimmen im
blauen Sommerdunst mit rosigen Gipfeln.

Der kleine Abendzauber vergeht,
noch ist kein Stern am Himmel zu sehen,
doch in dir leuchtet es Licht.

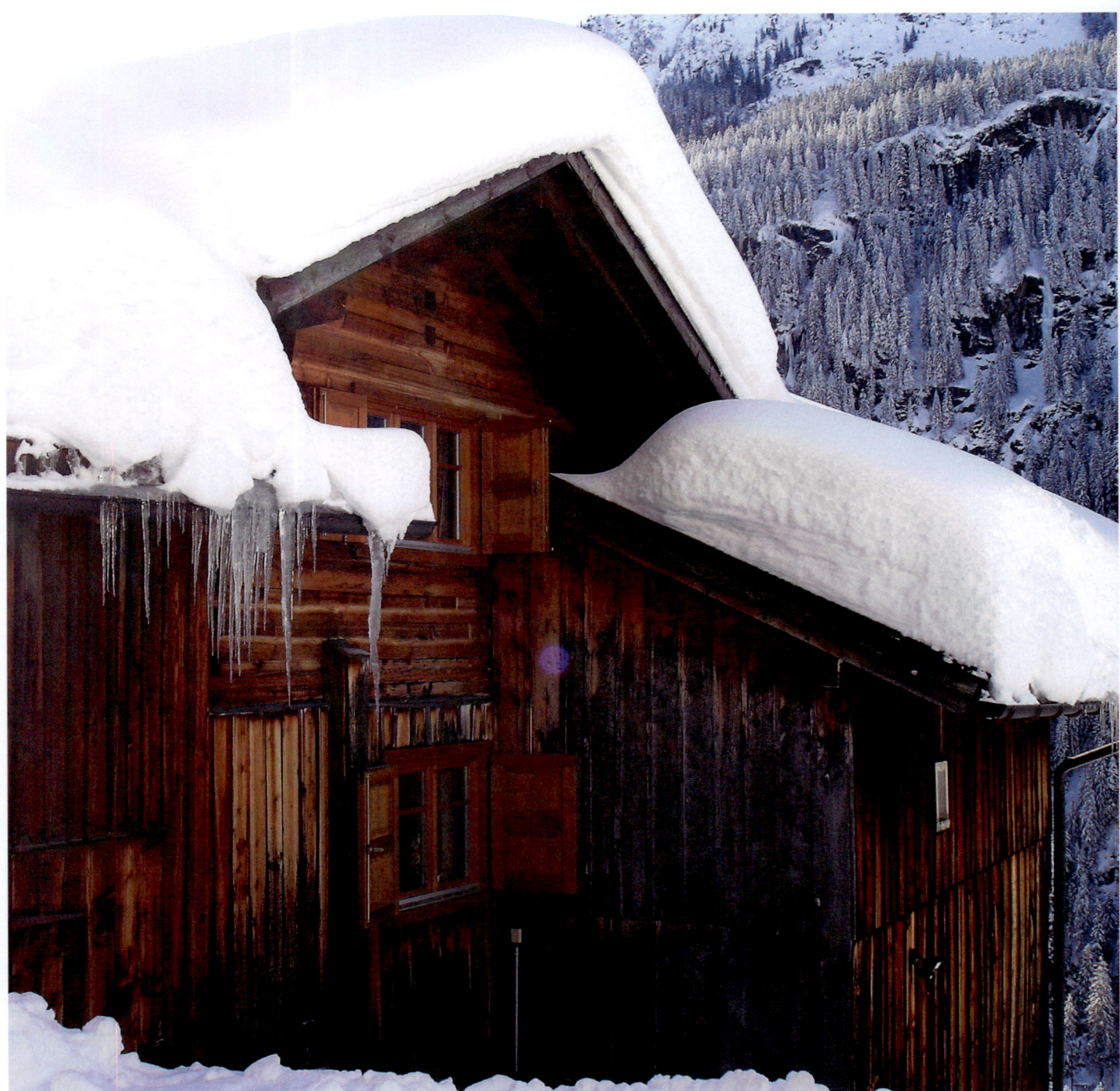

Winterzauber

„… in innerer und äußerer Wärme …"

Du bist in einer wunderschönen
verschneiten Gebirgslandschaft.

*Ein weißes schlängelndes Band ist dein Weg,
Tannenspitzen lugen unterm Puderzuckerweiß
hervor. Zaunpfähle tragen weiße Hauben, in
Schneedecken verliert sich zerklüftetes Steingeröll.*

Wenn du stehen bleibst, lauschen deine Ohren in
den leisen Schlaf der Natur, es ist so ruhig, dass nur
dein Herzschlag, die Stille von innen durchdringt.
Auf einer Anhöhe trotzt eine kleine Holzhütte
allen Wetterlagen, dein Weg führt an die verwitterte
Bretterholztüre, als wolle er selbst dort eintreten,
um Schutz zu suchen.

Du gehst hinein, wohlige Wärme empfängt dich. Im Kamin knistert und knackt das Holz, ein leuchtendes Farbenspiel im Tanz der Flammen umhüllt dich in behaglicher Atmosphäre.

Du legst dich auf den flauschigen Teppich vor dem Kamin. Deine Beine liegen lang ausgestreckt, deine Füße fallen locker zur Seite. Du spürst die Schwere der Beine die Auflageflächen deiner Waden und Oberschenkel. Dein Becken sinkt entspannt, großflächig und breit zur Erde.

Deine Arme liegen locker im bequemen Abstand zum Oberkörper, die Handflächen öffnen sich himmelwärts. Die Schultern liegen tief verankert weit weg von deinen Ohren. Dein Schultergürtel schmiegt sich in ganzer Breite gelöst an die Erde.

Sämtliche Lasten fallen von dir ab.

Deine Augen sind sanft geschlossen, du fühlst das
Gewicht deines Kopfes. Im ausstrahlenden Feuerschein
sind deine Gesichtszüge weich geschmolzen. Dein Blick
ruht in und aus dir, in innerer und äußerer Wärme …

Du legst deinen inneren Blick nun achtsam in deinen Atem.

*Du spürst ihn kommen – spürst ihn gehen – lässt ihn
geschehen wie er ist. Im Einatmen bist du dir bewusst,
dass du einatmest, im Ausatmen bist du dir bewusst,
dass du ausatmest. Es gibt nichts weiter zu tun.*

Wenn du bemerkst, dass du dich in anderen Gedanken
verlierst, lass diese zerfallen wie die Asche im Kamin
und hole dich geduldig und achtsam immer wieder
neu gänzlich zu deinem Atem zurück.

Dein Atem strömt in und aus dir, in innerer und äußerer
Wärme verweilst du gänzlich im Jetzt und Hier …

Advent

„... *lässt dich dem Eigentlichen näher kommen ...*"

Es ist Advent – ein geschäftiges Eilen, ein hektisches Treiben lässt die Zeit knapp werden. Auch du spürst die Hast in dieser Zeit.

Einer inneren Eingebung folgend hältst du inne, inmitten deiner Beschäftigung, inmitten zu erledigender Arbeit.

Ein Lächeln huscht über dein Gesicht.

Du nimmst deinen warmen Mantel, trittst vor die Tür, und atmest tief ein. Du läufst in die Natur, in die Weite der Ruhe, läufst durch Felder hindurch, am Waldrand entlang.

Deine Hände stecken warm in den Taschen.

Das Gesicht erfrischt sich an der klaren Winterluft, hebt sich freudig der Sonne entgegen.

*Dein Schritt ist leicht, ist beschwingt.
Mit jedem Schritt wächst die Freude am
kleinen Ausbruch aus dem Alltag.*

Du siehst die Gräser von Raureif bedeckt, siehst noch vereinzelt ein welkes Blatt am Ast hängen, fühlst dein Gehen weich werden auf dem laubbedeckten Weg.

Am Wegesrand lässt du dich auf einer Holzbank nieder.

Ein Platz in der Sonne, unter einer kleinen Gruppe von Tannen. Du schließt die Augen, lässt dein Gesicht in Sonnenstrahlen entspannen.

Eine tiefe Ruhe erfasst Dich.

*Du spürst die Stille, deinen ruhenden,
dich ganz ausfüllenden Geist.*

Dich im Hier und Jetzt, in deinem Lebensatem.

*Einatmend schwebt der Blick zum blauen Himmel,
Ausatmend lächelst du in die blaue Unendlichkeit.*

*Einatmend nimmst du die wärmende Sonne auf,
ausatmend lächelst du in den warmen Sonnenstrahl.*

Advent – die Zeit des Ankommens, des
sehnsuchtsvollen Wartens, hat ein Türchen
in Dir aufgestoßen und lässt dich dem
Eigentlichen näher kommen …

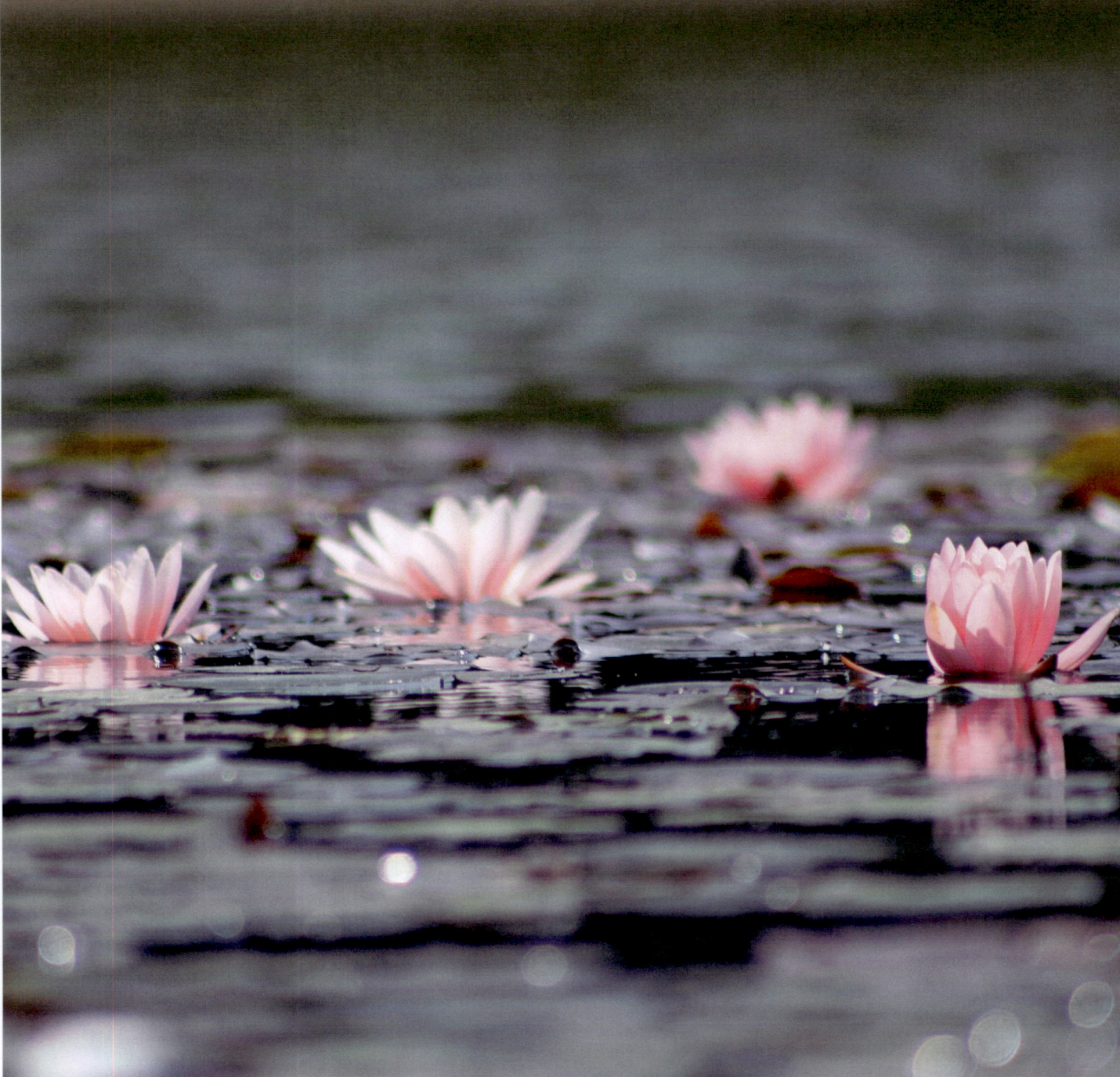

Poesie des Herzens

„... Wo sonst findet das Leben statt?"

Stell dir dein Herz wie eine Blüte vor,
dein Innerstes vielfarbig bunt.

In verwehende Winde, durchflutet von
Licht gibst du dich deinen Träumen hin.
Mit Duft und Farbe spricht dein Herz,
es singt Licht in deiner Seele leise.

*Außerhalb von Worten liegt dein Herz,
es lässt dich aus deiner Mitte hinschauen
und hinhören, lässt dich begreifen und
verinnerlichen, worum es wirklich geht.*

Du öffnest dein Tor ins Hier und Jetzt,
in Hingabe an den Moment.

Wo sonst findet das Leben statt, als genau in
diesem deinem bewusst gelebten Augenblick.

Ein Lächeln entsteht in deinem Herzen,
du beobachtest in deinem Atem,
wie der Blütenkelch deines Herzens
sich öffnet von Licht übergossen in
deiner seligen Gegenwart.

Du verweilst in ruhigen Atemzügen.

Gedanken ziehen vorüber wie Wolken am Himmel.
Du nimmst sie wahr und lässt sie in die Ferne ziehen …

Dich erfüllt eine große Dankbarkeit für das Leben,
für den Augenblick, für das Geschenk des Jetzt.

Der Atem streicht über die Staubgefäße im Blumenkelch
deines Herzens, durchflutet von Licht tragen verwehende

Winde Vertrauen ins Sein und in dich selbst.

In innerer Stille und Sammlung berührt dich
ein Flügelschlag des Schmetterlings, der sich
auf dir niederlässt - achtsam und sacht.

*Der dich die wahre Natur erkennen
und mit dem Herzen sehen lässt,
der emporschwebt und dessen zartes
Loslassen du kaum spürst.*

Stell dir dein Herz wie eine Blüte vor,
dein Innerstes vielfarbig bunt.

*In verwehende Winde, durchflutet von
Licht gibst du dich deinen Träumen hin.*

Mit Duft und Farbe spricht dein Herz
— es singt Licht in deiner Seele leise.

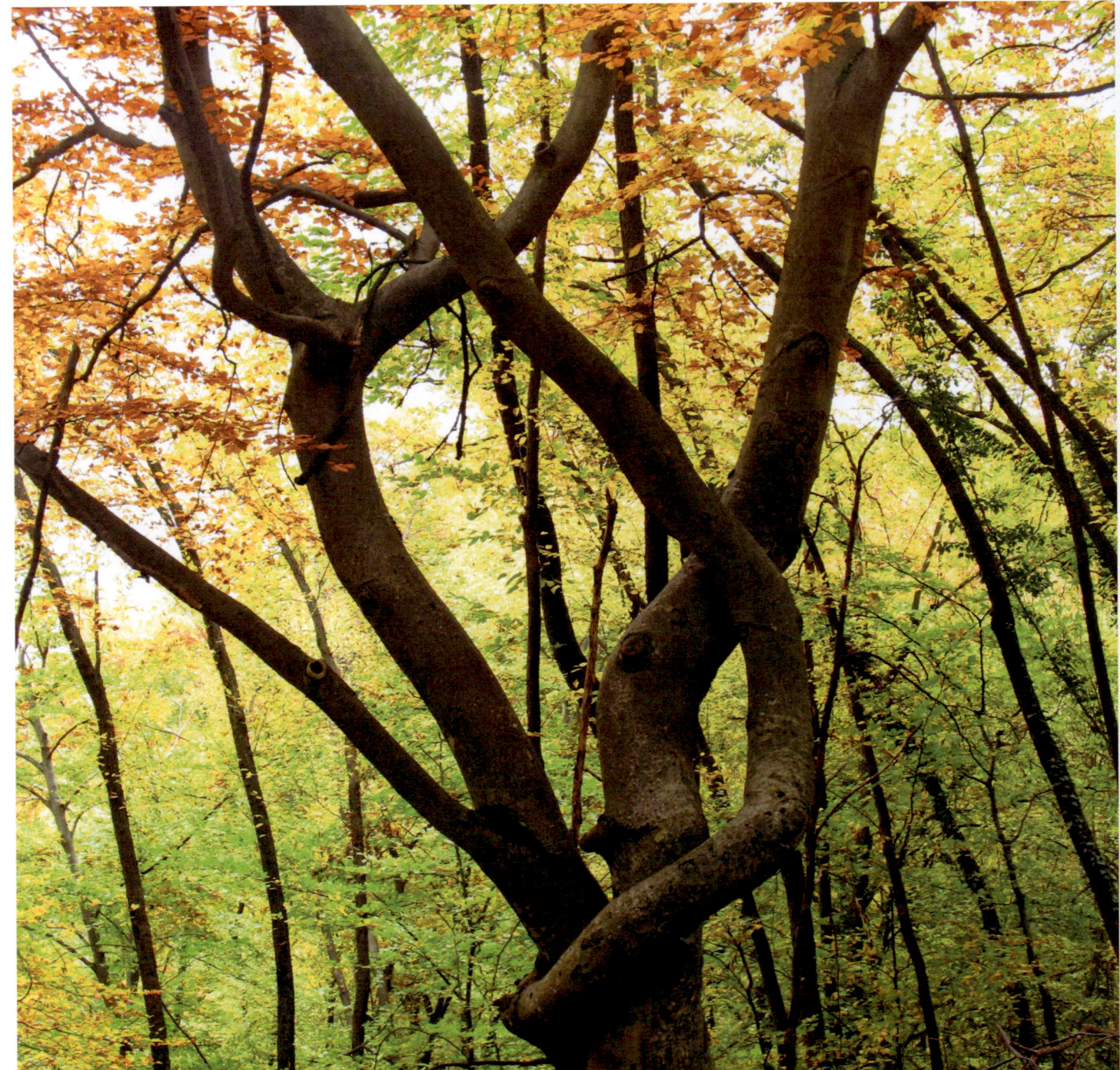

Weihnachtsbaum

„… wie auch immer sie geartet sind …"

Es ist kurz vor Weihnachten …

Du hast dich auf den Weg gemacht, dir einen
Weihnachtsbaum im Waldgebiet auszusuchen
und frisch geschlagen mit nach Hause zu nehmen.

Schneebedeckt ist der Weg durch den Wald,
die geschwungenen Äste der Fichten und Tannen
neigen sich unter der Schneelast zur Erde.

Hier und da rieselt eine dichte Wolke Schneeflocken
knisternd herunter. Im abgesteckten Gelände des Christ-
baumverkaufs stehen Nadelbäume in unterschiedlichen
Größen in Reih und Glied – alle sind von schönem
geradem Wuchs und dichtem Nadelkleid.

Du spazierst durch den Weihnachtsbaumwald, schaust dir die Bäumchen genau an – wandelst unentschlossen umher.
Am Ende des Geländes bleibt dein Blick an einem Tannenbäumchen hängen, das direkt hinter der Absperrung steht.

Es hat zwei Kronenspitzen!
Es ist von schiefem Wuchs und zwischen den Ästen klaffen große Lücken!

Und in dir reift die Vorstellung, gerade diesem Bäumchen, dem Außenseiter, dem aus der Norm geratenen, die Ehre zu erweisen als Mittelpunkt im weihnachtlichen Wohnzimmer zu stehen.

Du entscheidest dich vor den verwunderten Augen des Verkäufers für eben diesen Baum und nimmst ihn mit nach Hause.

Der Baum selbst kann sein Glück nicht fassen – er wird geschmückt für die leuchtenden Augen der Kleinen und Großen, in denen sich sein Kerzenlicht widerspiegelt ...

Und Besucher, die sich über sein Anderssein wundern, lässt du verstehen: Den Blick über Absperrungen und gewohnte Vorstellbarkeiten zu heben, lässt Mitgefühl, Toleranz und Gelassenheit in unser Leben fließen.

Die eigene Perspektive zu wechseln, erweitert unser Verstehen der Wirklichkeit. Mit den Augen der liebevollen Güte zieht Frieden ins Herz und darin trägt jeder zum Wohlergehen aller bei.

Bist du mit dir selbst in Frieden, so kannst du auch mit anderen in Frieden sein – wie auch immer sie geartet sind.

Wer liebt, öffnet sein Herz und erblickt die gleiche Welt mit anderen Augen neu.

Kapitel II

Dr. Dimitri Paskoski

Kleine Philosophie der Achtsamkeit

Achtsamkeit – oder die Kunst, sich mit dem Leben zu verbinden

Diese knappe Zusammenstellung ausgewählter Ideen und Begriffe hat zum Ziel, Ihnen eine erste Orientierung im Konzept der **Achtsamkeit** oder eine auffrischende Übersicht über einige seiner Themen zu bieten. Die aus unserer Sicht wichtigen Achtsamkeitsbegriffe werden hier im Kontext und im Geiste dieses Buches mit dazugehörigen Ideen und Gedanken erläutert. Zur leichteren Findung sind sie in der Marginalie aufgeführt. Hinzu kommen Begriffe aus dem Umfeld der Achtsamkeits-Thematik, die als psychologische oder philosophische Lebensreflexion mit den Achtsamkeitsreisen verbunden sind. Die **Leitbegriffe** sind alphabetisch angeordnet, während wichtige *untergeordnete Begriffe* ihren Thematisierungsort im Fließtext markieren.

„Man muss das Leben lieben, um es zu leben, und man muss das Leben leben, um es zu lieben." [1] *(Thornton Wilder)*

Achtsamkeit *als Lebenseinstellung*

Das fernöstliche Konzept der **Achtsamkeit** ist eine *Philosophie der Lebenseinstellung*, die eine Reihe von geistig-körperlichen Techniken beinhaltet zur Erlangung eines umsichtigen, freundlichen, friedlichen und lebensbejahenden Umgangs mit der eigenen Erfahrungsvielfalt und der eigenen seelischen Befindlichkeit, mit Mitmenschen und der Umwelt und allgemein mit Leid und Glück in der Welt.[2] Ursprünglich ein zentraler Aspekt der buddhistischen Weisheitslehre, erfährt dieses Konzept zurzeit eine auffallend schnelle Verbreitung in der westlichen Kultur und breite Anwendung in Psychotherapie, Medizin und Entspannungsmethoden, was sich u. a. dem Mediziner Jon Kabat-Zinn verdankt,[3] und vermutlich ebenso dem Unbehagen in einer Gesellschaft des entfesselten Aktivismus und entgrenzter Fülle, in der Konturen der Stille und kontemplativer Ruhe fehlen.[4] *Stille* wird heute als flüchtige Abwesenheit von Lärm und *Ruhe* als zaghafte Auszeit vom Aktivismus erfahren und sie werden Ihrer Funktion beraubt, die *Stimmung* (gestimmt sein) und der *Ort* zur Pflege von Körper, Geist und Seele zu sein. Im Achtsamkeitskonzept dagegen wird der *Mensch ganzheitlich gesehen* – Körper, Geist, Seele und Umwelt beeinflussen einander stets und bilden eine untrennbare Einheit. Ein körperliches oder psychisches Störungssymptom wird als Ausdruck eines Ungleichgewichts im psychischen und sozialen Lebensbereich des Menschen verstanden. Auch persönliche Einstellungen sowie im Laufe des Lebens erlernte Denk- und Verhaltensmuster haben diesem Konzept zufolge einen sehr wich--tigen Anteil an unserer Befindlichkeit und Gesundheit. Dabei ist Gesundheit nicht bloß als Abwesenheit von Krankheit zu verstehen, sie betrifft nicht minder die zu Krankheiten führende oder sie abwehrende Befindlichkeit „im Ganzen", in der Beziehung von Leib, Geist und Seele im Menschen sowie dessen Beziehung zum sozialen und

ganzheitliche Sicht auf den Menschen

zum natürlichen Umfeld.⁵ Klinische Forschungen zur Auswirkung von Achtsamkeitsmeditation zeigen, dass allein schon das Bewusstwerden der Zusammenhänge von Krankheit und entsprechenden Lebensumständen zu einer neuen, einsichtigeren Haltung und damit zu einer Verbesserung des Gesundheitszustandes führen kann.⁶ Will man die Gesundheit erhalten oder schädigende Einwirkungen beheben, so ist die „Selbstkompetenz" notwendig, eigene Einstellungs-, Denk- und Verhaltensmuster wertneutral und neu zu reflektieren, und im Sinne eines selbstaufmerksamen somatischen Bewusstseins für die „Sprache des Körpers" empfänglich zu werden.⁷

Achtsamkeit *in Philosophie und Alltagskultur*

Dieser zugleich *philosophische und alltagsnahe Aspekt* der **Achtsamkeit** — sich reflektiert, mitfühlend und affirmativ mit dem Leben zu verbinden — ist unterschiedlich akzentuiert zu finden in westlichen wie fernöstlichen philosophischen Traditionen. In der westlichen antiken Philosophie⁸ haben wir den *Epikureismus,* für den die Philosophie im „Dienste der Lebenskunst"⁹ und der Freundschaft steht, und helfen soll, ein Leben zu gestalten, das von Unlust erzeugenden Begierden und Ängsten befreit ist und seelenruhig, gelassen und liebevoll gelebt werden kann.¹⁰ Der *Stoizismus,* der auch die christliche Ethik beeinflusst hat und auf die epikureische Lustorientierung skeptisch blickte, zieht die Askese vor und sieht ein erfülltes Leben darin, im Einklang zu leben mit den Gesetzen der Natur, deren subtile und einfühlsame Erkenntnis zur Weisheit führt.[11] In den indischen Philosophien, die ebenso Askese, Selbsterfahrung und Selbstentfaltung variationsreich verbinden, entwickelt der *Buddhismus* von Achtsamkeit, Mitleid und Mitgefühl ausgehend einen Leitfaden, der zur Aufhebung der Gefangenschaft im eigenen Ich *(Ego)* und zur Befreiung durch Berührung mit dem Leben im Hier und Jetzt führt, um geleitet von „reiner Bewusstheit" *(álaya-vijñána)* ein freies und von Gelassenheit und Güte getragenes Leben führen zu können.[12] Anders und ähnlich liegt im chinesischen Taoismus der Weg oder Sinn *(Tao)* des Lebens darin, in zurückhaltender, behutsamer und achtsamer Haltung (*wu-wei* – nicht absichtsvolles Handeln), die Natur und ihre gegensätzlichen Kräfte zu erkennen und die Zeichen zu befolgen, die im fließenden Wechsel der Dinge eine Harmonie des Seins ergeben.[13]

Blickt man – um dies am Beispiel zu verdeutlichen – auf eigene Krankheit bloß als zu vermeidendes Übel (Kampf der Gegensätze), so erkennt man darin nicht die Zeichen, dass ein Wandel des zur Krankheit führenden Zustandes, der Lebenshaltung oder der Lebenssituation notwendig geworden ist (Aufhebung der Gegensätze).

Vermutlich ließen sich eine Reihe von Aspekten einer weit gefassten *Achtsamkeit* in unterschiedlichen Religionen, Philosophien und Denktraditionen finden. Wichtig ist in vorliegendem Zusammenhang der gemeinsame Zug vieler so unterschiedlicher Traditionen, dass sie eine

Weisheit durch rationale sowie intuitive Erkenntnis erlangte *Weisheit* anstreben, die den Horizont weitet und den Blick nicht an den verleitenden und verwirrenden Erscheinungen des Alltagslebens haften lässt, sondern hinter den sortierend und wertend erfassten Dingen *das Wesentliche* erkennt, um zu einer lebensbejahenden Wahrheit zu gelangen, die nicht bloß zutreffend, richtig oder falsch ist, sondern das Leben sinnreicher und erfüllter werden lässt.

Im kulturellen Spektrum der hier erwähnten Traditionen finden wir nun zugleich zahlreiche Praktiken der *Selbst- und Lebensentfaltung* sowie *Selbst- und Lebensvervollkommnung*, die einen Erfahrungsweg vorzeichnen, auf dem über unterschiedliche Erkenntnisstufen eine weise Lebenshaltung entwickelt werden kann. Allgemein bekannt sind inzwischen

Lebensform- und Gesundheitspraktiken die *lebensform- und gesundheitsorientierten Praktiken* wie *Yoga*[14] aus der hinduistischen Tradition,[15] *buddhistische Meditation*,[16] *Qigong* und *Taijiquan*[17] aus dem chinesischen Taoismus und Zen-Buddhismus, die beide *Bewegungskultur, Meditationstechniken* und *Energielehre (Qi)* kombinieren, und im Übrigen den inspirativen Impuls bilden für einige westliche Therapieformen wie *Autogenes Training, Therapeutic Touch* oder *Heileurythmie*. Es gibt zudem verwandte Lehren und Praktiken, die zum Spektrum der „achtsamen Kultivierung des Lebens" gezählt werden könnten wie Feng Shui in der Wohnkultur oder in der Esskultur das indische Ayurveda, die Ernährung nach den fünf Elementen usw.[18] Und es ließe sich einiges noch an Kultivierungsformen des Lebens und Alltags aufzählen. Von Bedeutung ist aber in unserem Zusammenhang auch an dieser Stelle zu erkennen, welch reiche Palette an *lebensbejahenden, lebensstützenden* und *lebensfördernden* Wirkungen entstehen kann, durch eine achtsame Zuwendung verschiedensten Bereichen unseres täglichen Lebens. Wer sich im Alltag achtsam bewegt und mit dem Leben in Berührung kommt, kann durch das tausendspurig strahlende Spektrum der Achtsamkeit zu einer Kultivierung von Ethik und Weisheit gelangen und ein glückliches Leben führen in Gelassenheit, Ruhe und Mitgefühl, verbunden innerlich mit sich und der Umwelt. Ein Leben, in dem Körper, Geist und Rede durch *Introspektion*, durch *Meditation der inneren Ruhe* und durch *Einsichtsmeditation* radikal empirisch erforscht werden, wo Leid sich im Verstehen neutralisiert findet und Freude in bescheidener Präsenz strahlt diesseits exaltierter Äußerlichkeit. So kann Achtsamkeit das Leben heilsam verändern beginnend stets bei sich selbst.

Spielte man hier mit den Worten in kritisch-philosophischer Manier, so könnte man sagen: Das Achtsamkeitskonzept lädt uns dazu ein, aus dem modernen *narzisstischen Zirkel* herauszutreten, in dem das Leben gelebt wird als möglichst ereignisreiches Geschehen *um* und *mit uns*, dessen gedrängte Fülle und exaltierte Aufwertung von wichtigen Themen des Lebens ablenkt – etwa dem Thema einer innigen, liebenden und verantwortungsvoll involvierten Verbindung mit Mitmenschen, der

narzisstischen Zirkel

Umwelt und der Welt. Und es regt des Weiteren dazu an, aus einer *narzisstischen Leere* herauszufinden, in der wir uns weigern, *die Liebe als zu entfaltende Fähigkeit* zu versteht, und uns statt dessen verlieren in flüchtigen und flachen Empfindungen blitzartig einschlagender und kurzlebiger Verliebtheit, oder in allein von Erwartung und Gegenerwartung getragener und bedingter Zuneigung oder gar in rauschartig sexuellem Begehren, das uns die Einsamkeit vergessen helfen soll – und dies alles, indem wir uns selbstvergewissernd wie eine Figur im Film mit anderen verbunden „sehen", ohne es so fühlen zu können, denn es fehlt an wirklich liebender und selbstloser Verbindung. Aus diesem modernen narzisstischen Zirkel auszubrechen, aus der paradoxen „Selbstverleugnung, die die Aufmerksamkeit" so krampfhaft „auf das Selbst lenkt"[19] herauszufinden, kann Achtsamkeit helfen, indem sie uns mit der Vielfalt schlichter und kleiner Dinge und Begegnungen im Hier und Jetzt liebevoll verbindet, diesen ihre Würde zurückgibt und uns spüren lässt, das Leben genau dort glücklich berühren zu können, wo wir ihm nicht nachjagen.

Achtsamkeit –
Begriff und Bedeutung

Im engeren Sinne ist **Achtsamkeit** demnach ein erfahrungs- und praxisbasiertes Konzept. In buddhistischen Schriften je nach akzentuierter Bedeutung „*sati*" oder „*smrti*" („Gedächtnis", „Erinnerung", „Vergegenwärtigung") genannt und im Englischen mit *„mindfulness"*, dt. *„Achtsamkeit"* übersetzt mit Bedeutungen wie „ein gutes Gedächtnis besitzen", „bedacht sein", „bewusst oder gegenwärtig sein", hat sich für den Achtsamkeitsbegriff die Bedeutung eingebürgert: *„meditativer Zustand, sich des Moments vollständig bewusst sein"*.[20] Im Mittelpunkt dieser Bedeutungen steht die Fähigkeit, bei einem Phänomen, einem Gedanken oder einem Gefühl das Bewusstsein *„nicht zu vergessen"*, in dem diese auftauchen – in Erinnerung also zu behalten, dass sie stets ihre Stimmung, ihre Schwere, ihre Penetranz usw. vom Bewusstsein beziehen, das sie umgibt und trägt.[21] Eine Fähigkeit, die uns durch Bewusstwerdung ermöglicht, zu beachten, gleichsam *„wes Geistes Kind"* unsere Gedanken sind, und fühlend und mitfühlend die Gedanken und deren Auswirkungen zu beeinflussen. Darin möchten die *Achtsamkeitsreisen* in diesem Buch einführen und einstimmen.

Achtsamkeit – *als Einübung in Präsenz*

Das so verstandene **Achtsamkeitskonzept** inspiriert und leitet an zu einer präsenten, stressfreien und entspannten *Art des Seins* oder *Lebenshaltung im Alltag*. Durch reine Bewusstheit, durch ein Gewahrwerden des Lebens im Moment ohne automatisiertes Werten und emotionales Gewichten kann achtsamer Umgang mit Gefühlen, Kommunikation und der Selbstsorge entstehen.[22] Dies bedeutet und erfordert, dass man aus einem nach aussen gerichteten (selbstorganisierten) Zustand im Alltagsbewusstsein heraustreten und in einen *selbst-wahrnehmenden* und *untersuchend-achtsamen* Zustand wechseln kann, der gelegentlich auch als Zustand *reiner Bewusstheit* bezeichnet wird.[23] Unter **Achtsamkeit** verstehen wir hier ein offenes Bewusstsein für die unmittelbar gegenwärtige Erfahrung mit einer annehmenden inneren Haltung, ohne auf sie vorschnell wertend zu blicken. Diese *Beobachterposition* gewährt uns eine Distanz, die uns ermöglicht, freier und bewusster mit dieser Erfahrung umzugehen. Es kommt hier darauf an, das eingeschliffene Wahrnehmen und Wissen durch einen neugierigen, forschenden und „unbeschriebenen" Blick zu erneuern und im *Anfängergeist* eine neue Sicht auf die Dinge zu werfen, die uns beschäftigen.

reine Bewusstheit

Beobachter

Anfängergeist

Bewusstwerdung und Veränderung

Die oben erläuterte Transformation einer geistigen Haltung oder einer seelischen Verfassung durch *Veränderung der Wahrnehmungsposition* und durch eine neuartige *Bewusstwerdung* derselben gehört zu den wichtigsten Achtsamkeitstechniken. Die konkrete Umsetzung solcher Techniken kann variieren, sie alle zielen aber darauf ab, therapeutisch wie präventiv selbstschädigende Verhaltensweisen zu erkennen und in freundlich-gelassene Haltungen zu transformieren. Achtsamkeitstechniken verbinden meist kognitive mit körperlichen Übungen, da hier das Zusammenwirken von Körper und Geist wichtig ist. Eine der bekanntesten und bedeutendsten Techniken des Achtsamkeitstrainings (der Einübung in Achtsamkeit) ist die **Meditation,** die gelegentlich umschrieben wird als „Entwicklung durch geistiges Training" oder „Arbeit an der inneren Entwicklung" (genauer wird „Meditation" weiter unten erläutert).[24]

„Sieh genau hin, dann entdeckst du die Nazuna-Blüte unter der Hecke" [25] (Basho)

Achtsamkeitspraxis

MBSR und MBCT

Achtsamkeitspraxis bedeutet allgemein die Einübung in die achtsame Lebenshaltung. Enger wird sie als Übungssystem gefasst zum Erlernen von verschiedenen Meditationsformen, von Techniken bewusster Überprüfung und Lenkung von Denkprozessen, Haltungen und Einstellungen sowie Verfahren der Emotionsregulation. Die seit etwa dreißig Jahren bestehenden Übungssysteme *MBSR (mindfulness based stress reduction)*[26] und *MBCT (mindfulness based cognitive therapy)* [27], die das buddhistische Achtsamkeitskonzept und die Meditation in westliche Therapieverfahren integriert haben, haben durch empirische Studien nachgewiesen, dass Achtsamkeitspraxis die Emotionsregulation verbessert, die Stresstoleranz erhöht, die eigene Körperwahrnehmung sensibilisiert und so aktiv zur Stressbewältigung und zu gesunder Lebensführung beiträgt. Durch kompetente Anleitung und Schulung in Achtsamkeit wird die Fähigkeit entwickelt, destabilisierende und selbstschädigende Verhaltensmuster sowie stresserzeugende Gedankenketten zu durchbrechen und deren psychosomatische Auswirkung auf Körper und Geist abzumildern. Das bewusste Heraustreten aus dem Stresskreislauf und entsprechende Erholungs- und Entspannungsübungen eröffnen Möglichkeiten, sich selbst und anderen gegenüber mit mehr Sensibilität und positiver emotionaler Einstellung zu begegnen.[28] Dadurch werden die Sphäre des Selbst und die des sozialen Umfelds für sich und in der gegenseitigen Einwirkung harmonisiert und das Leben und der Alltag angenehmer gemacht. All diese Momente führen zu einer Wandlung in der Einstellung und zur Verbesserung der Geist-Körper-Interaktionen durch meditative Verfahren der Achtsamkeit und damit zu einem glücklicheren Leben, wie Richard Davidson und andere durch eine Reihe von Studien nachweisen.[29] So wünschens- und erstrebenswert diese Aussichten auch sind – will man sie erreichen, so ist es wichtig wie mühevoll zugleich, sich unermüdlich und beständig in die achtsame Haltung einzuüben[30] und diese in möglichst alle Lebensbereiche hinein wirken zu lassen. Die Einübung in Achtsamkeit wird, um die genannten Ergebnisse zeitigen zu können, von untergeordneten und zusammenwirkenden Haltungen durchdrungen. Gemäß Jon Kabat-Zinn lassen sich diese sieben wesentliche nennen: 1. *Nicht-Beurteilen* erlaubt uns, im Geiste eines neutralen Beobachters das Beurteilen von Erfahrungen als positiv/negativ auszusetzen, aufzuschieben oder gar aufzuheben. 2. *Geduld* verweist auf das innere Wissen oder die weise

Praxis, Praxis und nochmal Praxis

Haltungen

Erkenntnis, dass Dinge oft ihre eigene Zeit benötigen, um sich bzw. ihre Wirkung zu entfalten. 3. *Anfängergeist* ermöglicht, wie oben erwähnt, auf scheinbar oder vermeintlich vertraute Situationen offen und kreativ zu reagieren. 4. *Vertrauen* auf die eigene innere Stimme und die innere Weisheit ist hier oft viel wichtiger, als sich auf äußere Autoritäten zu verlassen – zwar gilt es weiterhin offen für andere Quellen zu bleiben, letztlich ist aber jeder fürs eigene Leben verantwortlich. 5. *Nicht-Greifen* erinnert uns an das „aktive Nicht-Tun", daran also, dass wir uns selbst gerade dann am nächsten sind, wenn wir uns nicht durch Aktivismus und Projektion von uns selbst entfernen, und dass wir uns so nehmen sollten, wie wir im Augenblick des Seins eben sind. Natürlich sind wir veränderbar und sollten es bleiben, eine Veränderung kann aber nur gelingen, wenn wir uns dessen bewusst geworden sind und tiefer erfahren haben, „wie wir eben gerade sind". In der Meditation z. B. sollten wir uns nicht in Unruhe versetzen lassen durch das Bestreben, anders, entspannter, besser, klarer, reiner usw. zu werden: „Der beste Weg, um in der Meditation Ziele zu erreichen, ist, diese loszulassen."[31] 6. *Akzeptanz* ist erforderlich, um Dinge anzunehmen, die wir, weil sie vergangen, unzugänglich oder unerreichbar sind, vorerst nicht ändern können, und daher statt zu hadern, die Energie dahin lenken sollten, uns in dieser Situation anzunehmen und damit ein Klima für mögliche Veränderungen zu schaffen. Schließlich gehört 7. das für Achtsamkeitserfahrung so wichtige

Loslassen oder *Nicht-Anhaften* dazu, womit nahegelegt wird, sich von ersehnten Gefühlen und Wünschen wie von gemiedenen Gefühlszuständen zu lösen (sich von diesen nicht vereinnahmen und bestimmen lassen) und so deren negative Präsenz als Angst- und Unruhequellen aufzulösen.[3]

> *„Gleichnisse sind meine Reden zumeist und Worte, vor mir von anderen geprägt. Der Becher, der täglich zum Trunke kreist, doch den Abglanz des Ewigen in sich trägt."*[33] (*Tchuang-Tse*)

Achtsamkeitsreisen

Achtsamkeitsreisen stellen eine Meditationsform dar, in der durch sprachliche und atmosphärische Mittel eingeführt und eingeübt wird, alternative Sicht- und Betrachtungsweisen auf sich selbst und das, was einen umgibt, zu entwickeln und für das gegenseitige Durchdringen dieser Sphären empfänglich zu werden. Die daraus erfolgenden Wirkungen zielen ab auf affirmative Haltungen, emotionale Ausgeglichenheit und geistige Offenheit. Diese psychischen Aspekte sind eng gekoppelt an körperliche Erfahrungen und Befindlichkeiten und können daher auch durch Körperarbeit und sensiblere Körperwahrnehmung zu Veränderungen führen – etwa indem wir über die Atmung zur Ruhe gelangen. Auf der Ebene dieser psychosomatischen Verwobenheit von Körper, Geist und Seele setzen die Achtsamkeitsreisen an.[34] Die

Achtsamkeitsreisen führen Bilder vor das geistige Auge und erzeugen Empfindungen und Stimmungen, die auf intuitiver Ebene zugleich vertraut und fremd wirken. Das Vertraute rührt daher, dass sie als typische Erfahrungsformen unseres Kulturraumes identifiziert und erfahren werden, fremd wirken sie zugleich dadurch, dass ihre gedankliche und ideelle Einbettung unseren antrainierten Gewohnheiten etwas zuwiderläuft. Dieses Spiel von Ähnlichkeit und Kontrast ist ein uralter, in allen Kulturen beheimateter Kunstgriff, durch gleichnishafte Bilder, Motive und Gleichnis-Geschichten[35] Ideen, Haltungen, Wertvorstellungen und Einsichten wiederaufzunehmen und neu zu artikulieren, anzuregen und weiterzugeben – so auch in der buddhistischen Meditation.[36] Vor diesem Hintergrund streben die Achtsamkeitsreisen in diesem Buch an, in *meditative Erfahrung* einzuführen. Durch eine überpersönlich gemilderte emotionale Betroffenheit kleiden sie drängende Fragen und lastende Gefühle in stimmungs- und gefühlsreiche Metaphern ein und lassen gleichsam einen „Schonraum" entstehen, in dem wir *auf leisen Sohlen die Koppelung von Beobachterperspektive und Perspektivwechsel* einüben können. Dabei bilden die Achtsamkeitsreisen nicht einfach eine bunte Alternative zu jenen buddhistischen Meditationsformen, in denen nüchtern und bilderlos gelassene Ruhe und Leere angestrebt wird, sie führen eher kultur- und erfahrungsnah in eben diese Techniken ein.

Perspektivwechsel

Sensibilisierung

Hier und Jetzt

Eine weitere der beabsichtigten Wirkungen der *Achtsamkeitsreisen* ist die *Sensibilisierung* für eine bewusstere Wahrnehmung dessen, was uns gegenwärtig und unmittelbar umgibt. Ein Bewusstwerden und Gewahrwerden des *Hier und Jetzt*. Nicht um dadurch besondere Effekte zu erzielen, sondern um uns gerade von der Fixierung auf besondere Effekte und dem unablässigen Streben nach denselben zu lösen und eine gelassene und entspannte Haltung gegenüber dem gegenwärtigen Sein und Geschehen einzunehmen. Wie bei nahezu jeder Art von Anleitung und Schulung wird das Hier und Jetzt in einem inszenierten Raum erfahren. Durch die Achtsamkeitsreisen werden in die Übungs-Szenarien Erfahrungsbilder integriert, die die Vielfalt der Wahrnehmungs- und Aufmerksamkeitsobjekte des Seins poetisch andeuten und sie verbinden mit den Techniken achtsamen Umgangs mit ihnen. So birgt und symbolisiert z.B. **Fernweh** als Motiv in den Reisen sowohl den Impuls der Flucht aus dem Alltag als auch die Suche nach erfülltem Sein in der Gegenwart und stellt somit eine Art möglicher Reflexion dieser Ambivalenz als verzögerte und zaghafte Rückkehr zu sich selbst dar. Derartige Befindlichkeiten durch das Spiel der Bilder und der assoziierten Emotionen zu wecken, würde bedeuten, Empfindungen, Gefühlen und Befindlichkeiten eine poetische Sichtbarkeit zu verleihen und damit Beobachterperspektive sowie Reflexionsbewegungen zu schulen – „Nur der Tag bricht an, für den wir wach sind" (Thoreau, zitiert nach Kabat-Zinn, 2010, 35).

Kraft der Inneren Bilder

So gut wie alle *Achtsamkeitsreisen* bauen auf die **Kraft der Inneren Bilder**. Der Mensch braucht sie, so die Ansicht der heutigen Neurowissenschaften, um sich ein Bild zu machen über „die Beschaffenheit der Welt und über seine eigene Beschaffenheit" und „seine Handlungen auf der Grundlage dieses Bilderschatzes bewusst und vorausschauend zu planen."[37] In unserem Zusammenhang ist vor allem die „strukturierende Kraft der inneren Bilder" bedeutsam, denn diese können eine Veränderung und Entwicklung der Persönlichkeit bewirken und emotional positive Haltungen entwickeln lassen.[38] Nicht unähnlich ist in der buddhistischen Philosophie die Natur von allem, was uns umgibt, zwar keine Halluzination, aber doch eine Art Illusion, denn sie bezieht ihre „betörenden und erschreckenden Aspekte aus der unfreiwilligen inneren Haltung dessen, der sie anschaut". Das bedeutet, dass unsere Anschauungen sowie unser Fühlen, Denken und Handeln „bloße Konventionen" sind.[39] Dadurch ergibt sich die heilsame Möglichkeit, über konventionelle Bilder assoziativ gespeicherte (konventionelle) Gefühlsformen zu aktivieren und diese durch die Wirkung der Bilder zu stärken, oder durch Verfremdung der Bilder infrage zu stellen, anders zu beleuchten oder gar zu verändern. Hiervon machen die Achtsamkeitsreisen gebrauch. Mit bedeutsamen und emotional positiv besetzten oder gewendeten Bildern können Veränderung von seelischen bzw. psychischen Befindlichkeiten und Einstellungen herbeigeführt werden.

Gestützt wird dieser Aspekt der Achtsamkeitsreisen durch eine weitere Beobachtung der Gedächtnispsychologie, wonach Erinnerungsinhalte in enger Verbindung stehen mit Zukunftsvorstellungen. Erinnerung ist demnach nicht einfach Sammlung und Speicherung vergangener Eindrücke und Erfahrungen, die sich in der retrospektiven Dimension erschöpfen, sondern jede Erinnerung hat auch einen prospektiven und antizipierenden Bezug. Was man also wie erinnert ist aufschlussreich dafür, wie man seine eigene Zukunft sieht und empfindet.[40] Sobald wir problematische Zustände analysieren und in heilsame überführen wollen, ist die Art und Weise, wie wir diese in unserem Gedächtnis behalten haben und zukünftig behalten werden nicht ohne Bedeutung. Bei der empirischen Analyse unseres Seins — *der meditativen Introspektion*, wie man auch sagen kann — bzw. bei der meditativen Überprüfung eigener Bilder, Gedanken und Emotionen, findet eine achtsame Beobachtung dessen statt, was wir und wie wir denken, empfinden und fühlen. Auf der Grundlage der Erkenntnisse darüber können wir überhaupt erst die Wirkungen unseres Denkens, Empfindens und Fühlens erfassen, umleiten oder verändern. Nur durch die genauere Erkenntnis unserer selbst bringen wir uns in die Lage, die Kraft unserer Gedanken und Gefühle aus ihrer destruktiven Wirkung herauszuführen und durch Akzeptanz in heilsame Bahnen zu lenken oder in stützende Formen zu transformieren. Die Einübung in diese meditativen Erfahrungs- und

Meditative Introspektion

Veränderungsprozesse ist Inhalt und Ziel der Achtsamkeitsreisen in diesem Buch.

„Nur der verdient sich Freiheit wie das Leben,
Der täglich sie erobern muß." [41] (Goethe, „Faust")

Meditation   Eine der wichtigsten und bekanntesten Formen des mentalen Trainings im Achtsamkeitskonzept ist die **Meditation**. Verschiedene Formen der Meditation sind in vielen Weltreligionen und Kulturen zu finden als innere Einkehr und Konzentration auf Gebete oder spirituelle Themen.[42] Im Achtsamkeitstraining haben wir Meditationsformen, die positive Sensibilität und Einstellung stärken und annehmende Gelassenheit kultivieren. Der gemeinsame Zug der verschiedenen Achtsamkeitsmeditationen liegt in der Intention, einen körperlich wie seelisch aufs Hier und Jetzt zentrierten Bewusstseinszustand herzustellen, in dem in ent-spannter und ge-löster geistiger Haltung die Arbeit an sich selber stattfinden kann und neue, offene und tragfähige Perspektiven auf Fragen des Lebens generiert werden können.

Atemmeditation   Zu den Grundformen der Meditation gehört die **Atemmeditation**. Sie macht es möglich, sich über die Atmung mit dem Körper und den Empfindungen und über das Bewusstsein mit unseren Gedanken und Vorstellungen im Hier und Jetzt unseres Seins, dem Augenblick unseres Lebens in der Gegenwart zu verbinden und so einen ruhigen bzw. beruhigenden Pol zu erreichen. Dieser ruhige Pol kann uns die Kraft und die Stabilität geben, in eine beobachtende Distanz zu treten (vgl. Beobachterposition) zu drängenden, belastenden, beunruhigenden, besorgniserregenden oder verwirrenden Gedanken, Gefühlen oder Stimmungen. Die Meditation ermöglicht uns durch die Distanz zu den Geistesinhalten, diese wertneutraler und genauer wahrzunehmen und zu reflektieren ohne dass wir von ihrer belastenden, anhaftenden und schädigenden Wirkung erfasst werden. Die Einübung und Pflege der meditativen inneren Einkehr gehört zwar zu den Einstiegs- und Basisübungen, begleitet den Meditierenden aber auch bis in die höchsten Stufen der Meditation, wo sie als **Meditation der Leere** einen Zustand reiner Bewusstheit darstellt, in der der Meditierende selbst sich leer bzw. gelöst von jeglichem Inhalt der Meditation empfindet und diesen als Manifestation des Bewusstseins vor dem geistigen Auge als Bewusstseinsstrom zu betrachten vermag. Diese Gelöstheit ist aber nicht als Abkehr von der Welt, von Gedanken, Emotionen und Inhalten zu verstehen, sondern als eine Methode, ihre Wirkungen so weit einzudämmen, dass eine neutrale, eine kontemplative Betrachtung derselben möglich wird. Die vertiefte Einübung in die Beobachterposition, in die innere Versenkung in Leere oder Gelöstheit lässt uns unsere Gedanken, Gefühle und Vorstellungen

Meditation der Leere

gleichsam wie Wolken am Himmel der reinen Bewusstheit unberührt ziehen lassen mit einem lächelnd gelassenen Blick. Wir bewahren auf diese Weise auch bei bebendem Berührt-Sein die Haltung des neutralen Beobachters und damit die Fähigkeit, uns auch dann in diese betrachtende Distanz zu bringen, wenn intensive Gefühle, bedrohliche Vorstellungen oder schmerzliche Erfahrungen drohen, uns in ihren Bann zu ziehen, uns gefangen zu nehmen und unser Denken und Handeln zu steuern oder zu blockieren. Schaffen wir es, in solchen Situationen die Beobachterperspektive beizubehalten und damit auch das Bewusstsein darüber, wie wir denken und fühlen und wie wir selbst unser Denken und Fühlen so beeinflussen können, dass es nicht destruktiv und selbstschädlich wird, dann kann uns eine Perspektivänderung gelingen, die einen neuen Denk- und Handlungsraum schafft, in dem wir reflektiert, durchdacht, einfühlsam und alle Auswirkungen beachtend so handeln können, dass wir den liebenden Weg der Achtsamkeit gehen.

Einsichtsmeditation

Damit gelangen wir schon in die Sphäre der **Einsichtsmeditation,** die sich der Kunst achtsamer Weitung der Sicht bedient, um das feine Netz allgemeiner Verbundenheit aller Phänomene in den Blick zu bekommen und im Geiste der Güte und des friedlichen liebenden Seins die Umwelt zu behandeln. Die Einsichtsmeditation ist die Stufe konzentrierter, kontemplativer und reflektierter Überprüfung aller lebenswichtigen Fragen und deren Umwandlung im Sinne der Achtsamkeit, um zu einem umsichtigen, friedlichen, liebenden und lebensbejahenden Umgang zu gelangen mit sich, der eigenen Erfahrungsvielfalt, der körperlichen und seelischen Befindlichkeit sowie mit unseren Mitmenschen und der Umwelt – um das Leid der Welt zu mindern und das Glück zu vermehren.

Selbstsorge, Ethik und Weisheit

Achtsamkeit führt, wie wir sehen, zum einen zur drängenden und facettenreichen Frage nach unserer *Selbstsorge* und der *Gestaltung des Lebens* und also zur Frage nach dem glücklichen Leben. Zum andern und daran gekoppelt, zur kritischen Prüfung unseres Wissens, Denkens und Fühlens entlang der Frage nach der *Kultur unserer Seinsweise* sowie deren *Ethik und Weisheit*. Diese Fragen zeichnen nicht nur das Denken vergangener Zeiten oder ferner Kulturen aus, sie bedrängen die westliche Philosophie seit mindestens hundert Jahren (z. B. bei Friedrich Nietzsche, C. G. Jung, Martin Heidegger, Michel Foucault). Das Interesse an der Achtsamkeit und buddhistischer Weisheit kann durchaus als ein weiterer Aspekt dieses Drängens aufgefasst werden. Die Intention dieser **Kleinen Philosophie der Achtsamkeit** findet einen verwandten und stützenden Gedanken bei C.G. Jung aus den 30er Jahren des 20. Jhs.: „Dem geistigen Europa ist mit einer bloßen Sensation oder einem neuen Nervenkitzel nicht geholfen. Wir müssen vielmehr lernen zu erwerben, um zu besitzen. Was der Osten uns zu geben hat, soll uns bloß Hilfe sein bei einer Arbeit, die wir noch zu tun haben."[43] Heute ist es nicht anders. Um an uns zu arbeiten und uns zu verändern, müssen wir erst einmal uns selbst besser kennen lernen. Es gilt nach wie vor, sich nicht bloß dem exotischen Zauber des Achtsamkeitskonzepts oder anderer Impulse hinzugeben, sondern mit deren Hilfe die heilsamen wie unheilsamen kulturellen Muster zu durchdenken, zu erforschen und dann auch zu verändern, um zu einer Wahrheit des Seins bzw. zu einer Ethik zu gelangen, die eine Antwort auf unsere Fragen sein kann.[44]

Literatur

Gudehus, Chr./Eichenberger, A./Welzer, H. Hrsg. (2010): *Gedächtnis und Erinnerung. Ein interdisziplinäres Handbuch*, Metzler Verlag, Stuttgart

Han, B-C. (2010): *Müdigkeitsgesellschaft*, Matthes & Seitz, Berlin

Hilbrecht, H. (2010): *Meditation und Gehirn*, Schattauer Verlag, Stuttgart

Hüther, G. (2005): *Die Macht der inneren Bilder*, Vadenhoeck & Ruprecht, Göttingen

Kabat-Zinn, J. (2001): *Gesund durch Meditation. Das große Buch der Selbstheilung*, O. W. Barth Verlag, Bern, München, Wien

Kabat-Zinn, J. (2010): *Im Alltag Ruhe finden. Meditationen für ein gelassenes leben*, MensSana. Knaur, München

Kabat-Zinn, J./R. Davidson/Z. Houshmand et. al. (2012): *Die heilende Kraft der Meditationen. Wie sich unser Geist selbst heilen kann: Ein wissenschaftlicher Dialog mit dem Dalai Lama.* Arbor Verlag, Freiburg i. Br.

Kaltenmark, M. (1996): *Lao-tzu und der Taoismus*, Insel Verlag, Frankfurt am Main und Leipzig

Hahn, Thich Nhat (2011): *Liebe heißt, mit wachem Herzen leben. Der Weg zu sich selbst und zu andern*, Herder Verl., Freiburg-Basel-Wien

Hahn, Thich Nhat (2011): *Versöhnung mit dem inneren Kind*, O. W. Barth Verlag, Bern/München/Wien

Hahn, Thich Nhat (2011): *Unsere Verabredung mit dem Leben. Über das Leben im Hier und Jetzt*, MensSana, Knaur Verlag, München

Heidegger, M. (1946): *Brief über den Humanismus, in: Wegmarken*, Vittorio Klostermann, Frankfurt am Main, 1978

Henning, F. (2011): *Krieg im Gehirn. Wie uns der Stress beherrscht*, WBG, Darmstadt

Jung, C.G. (1930): *Zum Gedächtnis Richard Wilhelms, in: Das Geheimnis der goldenen Blüte. Ein chinesisches Lebensbuch, Text und Erläuterungen von Richard Wilhelm*, Walter Verlag, Olten und Freiburg i.Br.

Meyer-Abich, K.M. (2010): *Was es bedeutet gesund zu sein. Philosophie der Medizin*, Carl Hanser Verlag München

Pohl, R. (2010): *Was ist Gedächtnis/Erinnerung?, in: Gudehus, Chr./Eichenberger, A./Welzer, H. Hrsg.* (2010): *Gedächtnis und Erinnerung. Ein interdisziplinäres Handbuch*, Metzler Verlag, Stuttgart

Reddemann, Luise (2007): *Eine Reise von 1000 Meilen beginnt mit dem ersten Schritt: Seelische Kräfte entwickeln und fördern*, Herder Verl., Freiburg-Basel-Wien.

Reddemann, Luise (2011): *Imagination als heilsame Kraft. Zur Behandlung von Traumafolgen mit ressourcenorientierten Verfahren*, Klett-Cotta (Kindle Edition)

Reddemann, Luise (AudioCD-2011): *Achtsamkeit – Vom bewussten Umgang mit der Wahrnehmung*, MP3-CD, von auditorium netzwerk

Scherer, B. (Hrsg.) (2011): *Mögen alle Wesen glücklich sein. Meditationstexte des Buddhismus*, Herder Verlag, Freiburg i.Br.

Schmid, W. (1998): *Philosophie der Lebenskunst*, Suhrkamp, Frankfurt/M.

Sennet, R. (1983): *Verfall und Ende des öffentlichen Lebens, Die Tyrannei der Intimität*, Frankfurt am Main, S. 375.

Singer, W./M. Ricard, M. (2008): *Hirnforschung und Meditation. Ein Dialog*, Suhrkamp, Frankfurt am Main

Squire L.R. / E. R. Kandel (2009): *Gedächtnis. Die Natur des Erinnerns*, Spektrum Akad. Verlag, Heidelberg

Stiegler, B. (2008): *Verlust der Aufklärung durch Technik und Medien*, Suhrkamp Verlag, Frankfurt am Main

Suzuki, D.T. (1975): *Der westliche und der östliche Weg*, Frankfurt am Main-Berlin-Wien.

Tschuang-tse: *Was du Tao nennst, wo ist es zu finden? Reden und Gleichnisse aus dem chinesischen Urtext übersetzt von Hans O. H. Stange*, Frankfurt am Main und Leipzig, 1996

Vivekannanda, Swami (1953): *Erkenntnisse des Hinduismus*, Paul Neff Verlag, Wien-Berlin-Stuttgart

Wallace, B. A. (2012): *Achtsamkeit: mehr als eine Methode der Stressbewältigung*, in: Zimmermann, M./Ch.

Spitz/St. Schmidt (21012): *Achtsamkeit – Ein buddhistisches Konzept erobert die Wissenschaft*, Verlag Hans Huber, Bern

Williams, M./D. Penman (2011): *Meditation im Alltag. Gelassenheit finden in einer hektischen Welt*, arkana Verlag, München

Wu, Runjin/G. Wille-Römer (1996): *Qigong – Eine Methode der Traditionellen chinesischen Medizin*, Picus Verlag, Wien

Zimmer, H. (1976): *Philosophie und Religion Indiens*, Suhrkamp Verlag, Frankfurt am Main

Zimmermann, M./Ch. Spitz/St. Schmidt (21012): *Achtsamkeit – Ein buddhistisches Konzept erobert die Wissenschaft*, Verlag Hans Huber, Bern

Endnoten

1 Wilder, Th. (2012): *Unsere kleine Stadt*, Fischer Verlag, Frankfurt/M., S. 42.

2 Wallace, B. A. (2012): *Achtsamkeit: mehr als eine Methode der Stressbewältigung*, in: Zimmermann, M./Ch. Spitz/St. Schmidt (21012): *Achtsamkeit – Ein buddhistisches Konzept erobert die Wissenschaft*, Verlag Hans Huber, Bern, S. 21 ff.

3 Vor allem durch sein 1990 erschienenes Buch *Gesund durch Meditation. Das große Buch der Selbstheilung*, Jan Kabat-Zinn, O. W. Barth Verlag, Bern, München, Wien

4 Han, B-C. (2010): *Müdigkeitsgesellschaft*, Matthes & Seitz, Berlin, S. 17 ff und 54 ff.

5 „Gesundheit und Krankheit (sind) Charaktere zunächst des psychosomatischen, sodann des gesellschaftlichen oder schließlich des natürlichen Mitseins", d.h. des Verbundenseins. „Menschen leben nicht nur in dem so gestuften Mitsein, sondern sie leben auch aus diesem Mitsein. Es fehlt also – wenn jemandem etwas fehlt, dessen Mangel zu einer Krankheit führen kann – immer am Mitsein zu einer Ganzheit. Gesundheit und Ganzheit erweisen sich dabei als gleichbedeutend.", Meyer-Abich, K.M. (2010): *Was es bedeutet, gesund zu sein. Philosophie der Medizin*, C. Hanser Verlag, München, S. 15

6 Snyderman, R. (2012): *Meditation und die Zukunft des Gesundheitswesens*, in: Kabat-Zinn/R.Davodson/Z. Houshmand (2012): *Die heilende Kraft der Meditation*, arbor Verlag, Freiburg i.Br. S. 233 ff; Kabat-Zinn, Jan (2001): *Gesund durch Meditation. Das große Buch der Selbstheilung*, O. W. Barth Verlag, Bern, München, Wien, S.22 ff.

7 Wu, Runjin/Wille-Römer: *Qigong – Eine Methode der Traditionellen chinesischen Medizin*, Picus Verlag, Wien, 1996, S.65 f

8 Die philosophischen Schulen der Antike werden gegenwärtig nicht so sehr im Fokus eurozentrischer Moderne rezipiert als Entwicklung des mythischen zum rationalen und wissenschaftlichen Denkens, sondern im Lichter der Dominanz der ethischen Frage und des Denkens der Existenz. So heißt es bei Hadot: „Genaugenommen korrespondiert eine Philosophenschule vor allem mit (…) einer Lebenswahl, einer existentiellen Entscheidung, die von einem Individuum einen vollständigen Wandel des Lebens, eine Konversion des ganzen Seins erfordert", Hadot, Pierre (1999): *Wege zur Weisheit oder was lehrt uns die antike Philosophie*, Eichborn Verlag, Berlin, s. 17; Nach Michel Foucault geht mit dem Begriff der „Sorge um sich" (epimeleia heautou) „ein ganzer Korpus einher, der die Seinsweise, eine Lebenshaltung, Denkformen und Praktiken definiert", in Foucault, Michel (2004): *Hermeneutik des Subjekts*, Frankfurt am Main, S. 27.

9 *Historisches Wörterbuch der Philosophie, Bd. 7*, Hrsg. Von Joachim Ritter u. Karlfried Gründer, WBG Darmstadt, S. 594.

10 Hauskeller, M. (1997): *Geschichte der Ethik. Antike*, DTV, München, S. 133 ff.

11 Rohls, J. (1999): *Geschichte der Ethik*, Mohr – Siebeck Verlag, Tübingen, S. 74 ff.

12 Zimmer, H. (1976): *Philosophie und Religion Indiens*, Suhrkamp Verlag, Frankfurt am Main, S. 468, 415 ff

13 Kaltenmark, M. (1996): *Lao-tzu und der Taoismus*, Insel Verlag, Frankfurt am Main und Leipzig, S. 43 f.

14 So versteht sich Yoga als „Wissenschaft vom Leben" und als „System zur persönlichen Entwicklung, das Körper, Geist und Seele vereint" (…) um „die Wiedervereinigung des individuellen Selbst (Jiva) mit dem Absoluten oder reinen Bewusstsein (Brahman)" zu erreichen, vgl. *Yoga für alle Lebenslagen*, Sivanda Yoga Zentrum, GU, 1986, München, S.10. Und in Patanjalis Yoga-Leitfaden heißt es in diesem Sinne: „Yoga ist Übungspraxis, Philosophie und Erlösungslehre", vgl. *Der Yogaleitfaden des Patanjali*, übers. und Hrsg. Von Reinhard Palm, Reclam, Stuttgart, 2010; Eliade, Mircea (1988): *Yoga*, Insel Verlag, Frankfurt am Main, S.11 f.

15 Vgl. die kurze Einführung in den Hinduismus von Swami Vivekananda (1953): *Erkenntnisse des Hinduismus*, Paul Neff Verlag, Wie-Berlin-Stuttgart.

16 Zur buddhistischen Meditation als „Pflege" oder „Kultivierung" vgl. Ricard, M. (2011): *Meditation*, Knaur Taschenbuch. München. 21 ff; oder auch: Singer, W./M. Ricard, M. (2008): *Hirnforschung und Meditation. Ein Dialog*, Suhrkamp, Frankfurt/M., S. 26 ff.

17 Qigong-Übungen werden von jeher als „Praktiken zur Lebenspflege" beschrieben, in deren Mittelpunkt das „Nähren der Gestalt" (yuangxing), nähren des Lebens (yangsheng) und die „Pflege der Persönlichkeit" (xiushen) stehen. vgl. Engelhardt, Ute (1997): *Die klassische Tradition der Qi-Übungen (Qigong)*, Medizinisch Literarische Gesellschaft MBH . Uelzen. Ähnliche Bestrebungen werden auch dem Taichi (Taijiquan) zugeschrieben, vgl. Anders, F. (1994): *Taichi. Chinas lebendige Weisheit*, Hugendubel Verlag, München, S. 50, 169

18 Woodham, A./Dr. D. Peters (1999): *Enzyklopädie der Naturheilwesen*, Mosaik Verlag, München

19 Sennet, R. (1983): *Verfall und Ende des öffentlichen Lebens, Die Tyrannei der Intimität*, Frankfurt am Main, S. 375

20 Wallace, B. A. (2012): *Achtsamkeit: mehr als eine Methode der Stressbewältigung*, (S. 22), Gethin, R (2012): *Achtsamkeit, Meditaion und Therapie*, (S. 37), und Gruber, H. (2012): *Die frühbuddhistische Achtsamkeits- bzw. Einsichtspraxis Vipassanā*, (S. 307), in: Zimmermann, M./Ch. Spitz/St. Schmidt (21012): *Achtsamkeit – Ein buddhistisches Konzept erobert die Wissenschaft*, Verlag Hans Huber, Bern

21 Wallace, B. A. (2012): *Achtsamkeit: mehr als eine Methode der Stressbewältigung*, in: Zimmermann, M./Ch. Spitz/St. Schmidt (21012): *Achtsamkeit – Ein buddhistisches Konzept erobert die Wissenschaft*, Verlag Hans Huber, Bern., S. 22

22 Kabat-Zinn, Jan (2010): *Im Alltag Ruhe finden. Meditationen für ein gelassenes Leben*, MensSana, Knaur Verlag, München, S.58 ff.

23 Ricard, Matthieu in: Singer, W./M. Ricard (2008): *Hirnforschung und Meditation*, Suhrkamp Verlag, Frankfurt am Main, S. 18 f.

24 Kabat-Zinn, Jan (2010), ib., S: 81 und 84.; Ricard, Matthieu in: Singer, W./M. Ricard (2008): *Hirnforschung und Meditation*, Suhrkamp Verlag, Frankfurt am Main,, S. 27

25 Zitiert aus: Suzuki, D.T. (1975): *Der westliche und der östliche Weg*, Frankfurt/M-Berlin-Wien, S. 97.

26 Kabat-Zinn, Jon (1990): *Gesund durch Meditation. Das große Buch der Selbstheilung*, O. W. Barth Verlag. Bern. München, Wien

27 Kabat-Zinn, Jon (1990): *Gesund durch Meditation. Das große Buch der Selbstheilung*, O. W. Barth Verlag. Bern. München, Wien

28 Kabat-Zinn, Jan (2001): *Gesund durch Meditation. Das große Buch der Selbstheilung*, O. W. Barth Verlag, Bern, München, Wien, S. 229 ff.

29 Davidson, R. (2012): *Geist-Körper-Interaktion und Meditation*, in: Kabat-Zinn, J./R. Davidson/Z. Houshmand et. al. (2012): *Die heilende Kraft der Meditationen. Wie sich unser Geist selbst heilen kann: Ein wissenschaftlicher Dialog mit dem Dalai Lama*, Arbor Verlag, Freiburg i. Br. , oder auch: Hilbrecht, H. (2010): *Meditation und Gehirn*, Schattauer Verlag, Stuttgart., S. 15 ff.

30 Ricard, Matthieu in: Singer, W./M. Ricard (2008): *Hirnforschung und Meditation*, Suhrkamp Verlag, Frankfurt am Main, S. 29 f.

31 Kabat-Zinn, Jan ibid., S. 52.

32 Kabat-Zinn, Jan (2001): *Gesund durch Meditation. Das große Buch der Selbstheilung*, O. W. Barth Verlag, Bern, München, Wien, S. 47 ff.

33 Tschuang-tse: *Was du Tao nennst, wo ist es zu finden? Reden und Gleichnisse aus dem chinesischen Urtext*, übersetzt von Hans O. H. Stange, Frankfurt am Main und Leipzig, 1996, S. 7

34 Zur Verwobenheit und Ganzheitlichkeit von Körper, Geist und Seele vgl. Kabat-Zinn, (2001), S. 15 ff.

35 Ein Zeugnis davon legen Gleichnis-Geschichten ab, die wir in allen Religionen und Kulturen haben wie die chassidischen Geschichten, die Gleichnisse Jesu, buddhistische und Zen-Geschichten, taoistische Gedichte usw.

36 Von Beginn an sind in den buddhistischen Meditationen Bilder und Gleichnisse sehr wichtige Ausdrucks- und Meditationsformen: „zogst fort, einem großen Elefanten gleich" (Nagarjuna, 2. Jh. U.Z.), „ich bin frisch wie der Tau. Ruhig und stark wie die Berge" (Thich Nhat Hanh, buddh. Mönch und Lehrer der Gegenwart), vgl. in: Scherer, B. (Hrsg.) (2011): *Mögen alle Wesen glücklich sein. Meditationstexte des Buddhismus*, Herder Verlag, Freiburg i.Br., S. 17 u. 68. usw.

37 Hüther, G. (2005): Die Macht der inneren Bilder, Vadenhoeck & Ruprecht, Göttingen, S. 17 und 30

38 Hüther, ib., S. 41.

39 Zimmer, H. (1976): *Philosophie und Religion Indiens*, Suhrkamp Verlag, Frankfurt am Main, S. 421, 418

40 Welzer, H. (2010): *Erinnerung und Gedächtnis. Desiderate und Perspektiven*, in: Gudehus, Chr. /Eichenberger, A./Welzer, H. Hrsg.(2010): *Gedächtnis und Erinnerung. Ein interdisziplinäres Handbuch.* Metzler Verlag Stuttgart., S. 8 f.

41 Goethes Werke, Bd. III, Textkritisch durchgesehen und kommentiert von Erich Trunz, München, Sonderausgabe 1998, S. 348

42 vgl. Woodham, A./Dr. Davod Peters (1999): *Enzyklopädie der Naturheilweisen*, Mosaik Verlag. München, S. 174 f.

43 Jung, C.G. (1930): *Zum Gedächtnis Richard Wilhelms*, in: *Das Geheimnis der goldenen Blüte. Ein chinesisches Lebensbuch*, Walter Verlag, Olten und Freiburg i.Br., S.XVII.

44 Heidegger, M. (1946): *Brief über den Humanismus, in: Wegmarken*, Vittorio Klostermann, Frankfurt am Main, 1978, S. 187